A arte do silêncio

para encontrar paz num mundo barulhento e exaustivo

CARO LEITOR,

Queremos saber sua opinião sobre nossos livros. Após a leitura, curta-nos no facebook/editoragentebr, siga-nos no Twitter @EditoraGente e no Instagram @editoragente e visite-nos no site www.editoragente.com.br. Cadastre-se e contribua com sugestões, críticas ou elogios. Boa leitura!

Amber Hatch

A arte do silêncio

para encontrar paz num mundo barulhento e exaustivo

Tradução
Alexandre Cleaver

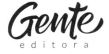

Diretora
Rosely Boschini

Gerente Editorial
Carolina Rocha

Assistente Editorial
Natália Mori Marques
e Franciane Batagin

Controle de produção
Fábio Esteves

Preparação
Fabiana Medina

Projeto gráfico e Diagramação
Sergio Rossi

Capa
Miriam Lerner

Ilustrações
Sergio Rossi

Revisão
Laura Folgueira e Olívia Tavares

Impressão
Farbe Druck

Copyright © 2017 by Amber Hatch
Título original: *The art of silence*
Publicado mediante acordo com a Piatkus
Todos os direitos desta edição
são reservados à Editora Gente.
Rua Wisard, 305, sala 53,
São Paulo, SP – CEP 05434-080
Telefone: (11) 3670-2500
Site: www.editoragente.com.br
E-mail: gente@editoragente.com.br

Dados Internacionais de Catalogação na Publicação (CIP)
Angélica Ilacqua CRB-8/7057

Hatch, Amber
   A arte do silêncio: para encontrar paz num mundo barulhento e
exaustivo / Amber Hatch. -- São Paulo: Editora Gente, 2019.
   192 p.

   ISBN 978-85-452-0299-8

   Título original: The art of silence
   1. Silêncio 2. Quietude 3. Fadiga mental 3. Autodomínio 4. Bem-
estar I. Título

19-0457   CDD 158.1

Índice para catálogo sistemático:
1. Técnicas de autoajuda

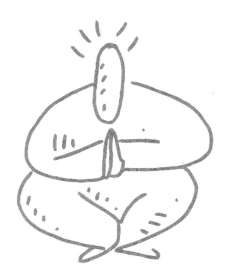

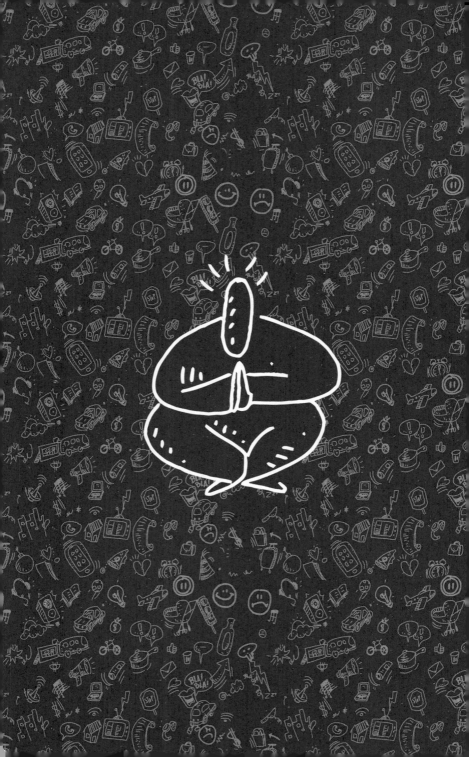

SUMARIO

Introdução 11

O que é silêncio? 13

Sobrecarga auricular - e por que ela nos faz mal 14

O que é a arte do silêncio? 20

Uma nota sobre as palavras 21

SILENCIAR O AMBIENTE 25

Criar espaço para o silêncio 29

Priorize o que é importante - descarte o que não for 32

Questões a se considerar antes de dizer "sim" 35

Expectativas realistas sobre o que você "deveria" estar fazendo 35

Escolhas demais 36

Remover a bagunça 39

Pegar o celular 42

Manter-se ocupado com atividades saudáveis 47

Passar o tempo na natureza 50

Florestas de livre acesso 55

Cultivar passatempos 61

Buscar a solidão nos espaços — 65

No fundo do mar — 70

Outros esportes — 71

Viagens espaciais — 72

Reclusão como uma escolha de vida — 76
Uma ermitã moderna — 76
Retiros mais curtos — 79
Outros métodos de reclusão — 80

Em resumo — 86

CULTIVAR RELAÇÕES PACÍFICAS — 89

Estratégias para falar gentilmente — 93

Palavras gentis — 96
Por que às vezes dizemos coisas que não ajudam? — 96
Silêncio e não agressão — 99

Escutar e ser escutado — 103

Escuta ativa — 107

Escutar como conexão — 109

Ser escutado — 111

Escutar como contenção — 112

Conversas do dia a dia ⋯⋯⋯⋯⋯⋯⋯⋯⋯ 113

Quando não temos palavras ⋯⋯⋯⋯⋯⋯ 117

A criança pré-verbal ⋯⋯⋯⋯⋯⋯⋯⋯⋯⋯ 119

Como a idade afeta o discurso ⋯⋯⋯⋯⋯⋯ 121

Aprender com os animais ⋯⋯⋯⋯⋯⋯⋯⋯ 123

Falar por sinais ⋯⋯⋯⋯⋯⋯⋯⋯⋯⋯⋯⋯ 125

Silêncios públicos e como nos relacionamos com eles ⋯ 131

Transmissão interrompida ⋯⋯⋯⋯⋯⋯⋯ 133

Congelar no palco ⋯⋯⋯⋯⋯⋯⋯⋯⋯⋯⋯ 135

Silêncio coletivo ⋯⋯⋯⋯⋯⋯⋯⋯⋯⋯⋯⋯ 137

O intervalo da conversação ⋯⋯⋯⋯⋯⋯⋯ 143

O silêncio como negociação ⋯⋯⋯⋯⋯⋯⋯ 144

Em resumo ⋯⋯⋯⋯⋯⋯⋯⋯⋯⋯⋯⋯⋯⋯ 145

ESTIMULAR O SILÊNCIO INTERIOR ⋯⋯⋯ 147

Reivindicar o silêncio para nós mesmos ⋯⋯ 151

Utilizar a atenção plena para nos ajudar a desfrutar
dos silêncios que já possuímos ⋯⋯⋯⋯⋯⋯ 155

Como criar atenção plena ⋯⋯⋯⋯⋯⋯⋯⋯ 158

Utilizar a respiração como âncora na prática da atenção plena ----- 160

Criar as condições propícias para facilitar a atenção plena --------- 165

Momentos expansivos -- 167

Cultivar uma sensação de calma e equilíbrio internos --- 169

Como categorizamos o barulho --------------------------------- 171

Silenciar a voz em nossa cabeça -------------------------------- 177

Considerações finais --- 185

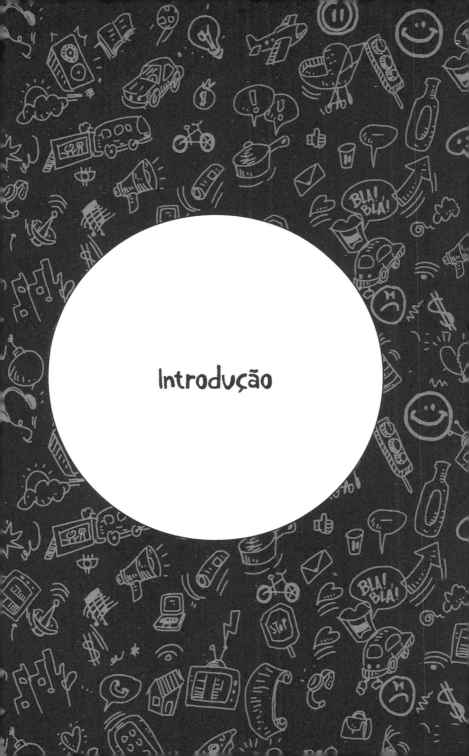
Introdução

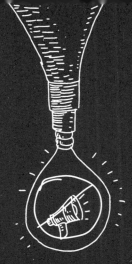

O que é silêncio?

Todos sabemos o que significa silêncio. Entretanto, quantos de nós já o experimentamos? O dicionário nos diz que o silêncio é a "completa ausência de som"; porém, como pode haver ausência de som? O som está em todo lugar. Ele é causado por vibrações que se propagam pelo ar (ou outro meio) e, por sua vez, fazem os tímpanos vibrarem. O cérebro, então, interpreta essas vibrações como sons. Não vivemos em um vácuo (por sorte, já que pereceríamos bem rapidamente se assim fosse), portanto estamos constantemente cercados por algum nível de barulho. Assim, experimentar o verdadeiro silêncio é praticamente impossível.

Como o silêncio puro é um ideal inalcançável, tendemos a utilizar o termo para dar significado a algo um pouco menos preciso – algo mais realista. Poderíamos dizer que

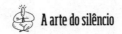 A arte do silêncio

um "silêncio prático" é um estado relacional: consideramos um ambiente silencioso se ele estiver significativamente mais quieto do que estamos acostumados. Eu me arriscaria a dizer que a maioria das pessoas que pegam este livro não almejam o silêncio de fato – isto é, "a completa ausência de som". Fosse esse o caso, provavelmente conseguiriam uns bons protetores auriculares pelo preço deste livro. Acredito que, na realidade, a maioria de nós deseja algo um pouco mais complexo e sutil. Queremos capturar um pouco da essência do silêncio.

Se adotarmos essa interpretação do silêncio, então poderemos encontrá-lo em lugares como a calada da noite, a solenidade de um local de veneração, o centro de um milharal ou ao fim de um discurso, antes dos aplausos.

O silêncio personifica em nossa imaginação algo muito mais rico do que simplesmente a ausência de som. Ele sugere algo íntegro, algo especial – reverente, até mesmo sagrado. É uma fonte de poder profundo e um lugar especial de serenidade, calma e paz.

Sobrecarga auricular – e por que ela nos faz mal

No dia a dia, a maioria de nós é bombardeada por estímulos sonoros e visuais. Agora mesmo, enquanto escrevo sentada em meu "quarto silencioso", posso ouvir: meu gato

Introdução

ronronando sobre os meus joelhos, os construtores da casa ao lado conversando, crianças discutindo no andar de baixo, as peças de Lego sendo reviradas, alguém tossindo, uma sirene policial, trânsito, minha respiração, o bater das teclas do meu computador, o motor de um carro, um telefone tocando, passos de alguém subindo as escadas, pardais chilreando, roupas roçando umas nas outras, crianças cantando, uma britadeira, o vento soprando nas folhas, eu engolindo, uma pomba arrulhando, o piso rangendo, um avião passando no céu, vegetais sendo cortados, uma porta batendo, ruído branco e outro motor de carro.

No decorrer de alguns minutos, esses barulhos vêm e vão. Alguns são mais altos que outros e escondem os mais silenciosos. Outros são tão quietos, ou talvez tão familiares, que apenas os ouço após vários minutos escutando atentamente. Mesmo que não estejamos totalmente conscientes, todos esses sons podem prender a nossa atenção.

Também há sons que podem não estar presentes em um momento particular, mas aos quais estamos atentos. Esses sons em potencial podem ser ainda mais distrativos. Podemos estar aguardando para ouvir o bebê chorar, uma batida na porta ou o toque do telefone. Sentir-se como se estivesse prestes a ser interrompido pode atrapalhar nosso foco, fazendo com que os pensamentos se afastem continuamente do momento presente e dirijam-se ao evento esperado. A irritação que quiçá acompanhe tal evento causa

A arte do silêncio

ainda mais distração – normalmente, muito mais do que a interrupção em si.

Vivemos em uma era de informação e comunicação que gera uma profusão de "barulhos", tanto sonoros quanto visuais. Estamos tão habituados a receber barulho e estímulo que podemos nos sentir sozinhos ou entediados quando eles estão em falta. Por isso, ligamos o rádio quando estamos dirigindo, fazendo exercício, consertando ou confeccionando algo, ou conferimos a linha do tempo nas redes sociais enquanto esperamos na fila do supermercado. O problema é que, por buscarmos barulho e estímulo com tal constância, chegamos a uma situação em que não parecemos capazes de ter uma pausa deles. A sociedade espera que nos mantenhamos a par das notícias, dos e-mails, das redes sociais, da moda e das opiniões. Se não tomamos cuidado, os constantes *inputs* podem nos subjugar.

Em um mundo de informação, em que somos inundados por mensagens e dados provenientes de todos os lados, sobrevivem os mais fortes. Para serem ouvidas, suas mensagens devem gritar mais alto e brilhar mais forte, tanto literal quanto metaforicamente. Empresas, ONGs, instituições e outros destinam cada vez mais dinheiro à publicidade para conseguirem passar suas respectivas mensagens. Redes sociais, e-mails e telefones nos inundam com alertas, textos, status e outras informações sobre amigos, família, colegas e, claro, negócios. A distinção entre público e privado tornou-se obscura nas mídias sociais. Não somos alertados apenas para

Introdução

as mensagens voltadas diretamente a nós – conversas entre outras pessoas aparecem corriqueiramente em nossa linha do tempo. Pode ser difícil "desviar o olhar" de discussões que, na verdade, nada têm a ver conosco. Anúncios infiltram-se não apenas nos jornais, transportes, construções e objetos da rua, mas também nos sites que visitamos, nos nossos e-mails e perfis nas redes sociais. Ao acumularem nossos dados, eles conseguem nos bombardear com crescente sofisticação. Ajustamos alarmes e toques em telefones, *tablets*, relógios e outros aparelhos de maneira proposital, para que nos alertem quando tivermos que responder ou fazer algo.

E tudo isso antes mesmo de considerarmos as pessoas à nossa volta, como colegas, filhos e parceiros, clientes e consumidores, passageiros que dividem o transporte público conosco, vendedores e transeuntes, amigos e conhecidos. Diariamente, temos que navegar através de incontáveis interações, especialmente se vivemos em uma cidade ou metrópole densamente povoada. Nosso dia pode envolver um ciclo aparentemente infindável de conversas, pedidos, instruções, ordens e cortesias.

Quer estejamos conscientes disso ou não, estamos constantemente analisando a overdose de informação, separando os sons e alertas em categorias exatas e as avaliando e priorizando. A energia mental necessária para fazer tudo isso pode cobrar um preço; estamos constantemente sugando nossos recursos, debilitando, assim, nossa

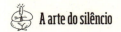 A arte do silêncio

capacidade de manter tudo sob controle. Somos similares a uma criança no balcão da sorveteria que não consegue escolher entre os sabores e que, finalmente, subjugada pela vasta seleção, explode em lágrimas.

A consequência dessa proliferação é que acabamos sofrendo de estresse. O estresse é causado pela resposta "lute-ou-fuja"[1] – é o mecanismo de defesa natural do corpo contra situações assustadoras ou ameaçadoras. O corpo nos prepara para agir acionando uma variedade de processos que incluem: tensionar os músculos, acelerar o batimento cardíaco e a frequência respiratória, elevar a pressão sanguínea, paralisar a digestão e aumentar o fluxo de sangue em algumas áreas enquanto o reduz em outras. No mundo moderno, não costumamos deparar com situações em que temos de fugir ou ficar e nos defender fisicamente. Contudo, a resposta "lute-ou-fuja" é a maneira de o corpo responder a todas as ameaças que ele identifica, incluindo as psicológicas. O resultado é que nosso corpo entra em modo de emergência toda vez que lemos uma manchete chocante, perdemos a carteira, recebemos chamadas de telemarketing ou quando alguém nos critica no Facebook. Em suma – acontece bastante.

O problema disso tudo é que nosso corpo não deveria ser submetido a estafa com tanta regularidade. Podemos acabar adquirindo estresse crônico. Isso é uma péssima

---
1 Reação aguda ao estresse. (N. E.)

Introdução

notícia, até porque o estresse está ligado a todas as principais causas de morte – doenças cardíacas e pulmonares, câncer e cirrose hepática. O estresse derruba o sistema imunológico, tornando-nos vulneráveis a vírus comuns. Acarreta ansiedade e depressão e, comprovadamente, reduz a expectativa de vida. E, para além de qualquer outra coisa, não é uma sensação boa.

A boa notícia é que o estresse não é inevitável. Há coisas que podemos fazer para prevenir sua ocorrência desde o princípio, além de aprender a deixá-lo se esvair quando surgir. Em vez de sempre acionar a resposta "lute-ou-fuja", podemos encorajar nosso corpo a entrar em um "modo de relaxamento". O relaxamento leva à redução da frequência cardíaca e respiratória e da pressão sanguínea e ao relaxamento muscular. Quando estamos relaxados, aproveitamos mais a vida. É uma ótima sensação. Todos sabemos disso; então, por que temos tantas dificuldades de relaxar? Para a maioria das pessoas, a resposta é que simplesmente há coisas demais acontecendo. O silêncio é uma estratégia que podemos adotar para ajustar a situação.

> "Eu não penso..."
> "Então você não deveria falar", disse o
> Chapeleiro.
>
> **Lewis Carroll,**
> *Alice no País das Maravilhas,* 1865

O que é a arte do silêncio?

Talvez saibamos que nossa vida é agitada e barulhenta demais e que precisamos de um pouco mais de paz. É possível que desejemos desacelerar as coisas, ou simplesmente almejemos aprender a utilizar melhor os períodos silenciosos que já estão disponíveis. Buscamos algo da essência do silêncio porque, intuitivamente, sabemos que mais coisas – mais objetos ou mais estímulos – não trarão maior felicidade.

A noção do silêncio pode nos ajudar a ajustar o equilíbrio desse mundo louco e caótico em que vivemos. Ela pode nos dar o espaço de que precisamos para que corpo e mente sejam capazes de relaxar, para que possamos nos tornar os indivíduos saudáveis, sãos, que desejamos ser.

O silêncio é uma estratégia para se viver.

Há três poderosas maneiras com as quais podemos direcionar o poder do silêncio e trazer mais dele à nossa vida:

Silenciar o ambiente. Podemos fazer mudanças no mundo à nossa volta. É possível fazer isso passando o tempo em lugares mais silenciosos e participando de atividades que conduzem à tranquilidade. Isso pode ser entendido como estabelecer as condições para o silêncio.

Cultivar relacionamentos pacíficos. O modo como interagimos com aqueles à nossa volta tem um impacto enorme sobre nossa qualidade de vida.

Introdução

Podemos trazer paz às conversas e à maneira como agimos com os outros. Esse é um modo de "desempenharmos" nosso silêncio.

Estimular o silêncio interior. Ao trabalhar com a mente, podemos aprender a cultivar um sentido de silêncio interior e utilizar isso independentemente das circunstâncias do momento.

Organizado em três partes, este livro explora cada uma dessas abordagens para atrair mais silêncio à nossa vida. Em cada uma das partes, há seções menores que discutem os aspectos discrepantes dessas ideias. Em alguns trechos, há conduções práticas, enquanto, em outras, o texto é mais reflexivo. Espalhados pela obra, você encontrará uma seleção de representações imagéticas, reflexões, citações, fragmentos e fatos. Eles foram selecionados para ajudá-lo a explorar novas maneiras de contatar o silêncio.

Uma nota sobre as palavras

Silêncio muitas vezes significa a ausência de fala ou de palavras. Você pode se questionar sobre o porquê de buscar em um livro – que, inevitavelmente, está cheio de palavras – o silêncio. Minha esperança é que as palavras deste livro sirvam como indicadores dos silêncios que podemos atingir. Não falo de um silêncio mecânico – protetores auriculares

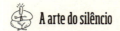 **A arte do silêncio**

podem auxiliá-lo com esse problema. Refiro-me a um tipo mais amplo de silêncio, uma diminuição, uma redução de barulho e estímulo. Cultivar tal tipo de silêncio é uma espécie de prática em si mesmo. É isso que podemos chamar de *arte do silêncio*. Há uma expressão budista que diz: "O dedo que aponta para a lua não é a lua". As palavras deste livro não são a resposta em si, mas podem empurrá-lo na direção que você deseja ir.

Exercício
Verter o som

- Sente-se com uma caneta e uma folha de papel na mão.
- Primeiramente, escreva qual é o som mais alto que consegue ouvir nos próximos segundos.
- Agora, escreva os três próximos sons mais altos.
- Continue escutando e faça uma lista de todos os sons que pode ouvir.
- Você consegue identificar mais 10 sons?
- Você consegue ouvir o som dos seus ouvidos? Escute com atenção.
- Como eles soam?

Se tivéssemos uma visão e um sentimento claros de toda a vida humana comum, seria como escutar a grama crescer e o bater do coração dos esquilos, e morreríamos daquele rugido que se encontra do outro lado do silêncio.

George Eliot, *Middlemarch – Um estudo da vida provinciana,* 1871

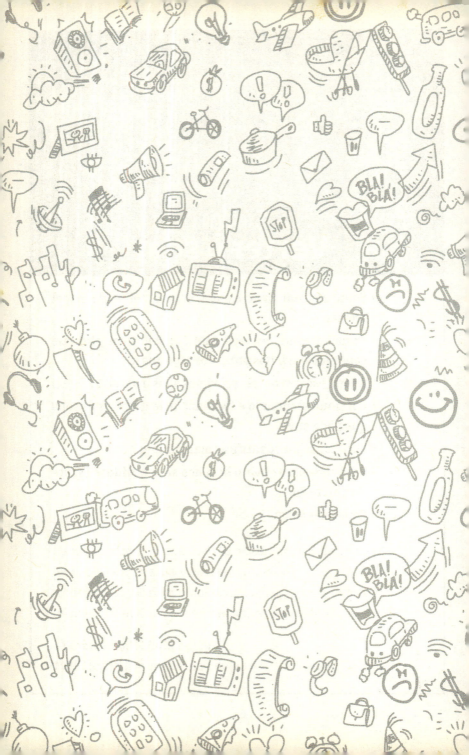

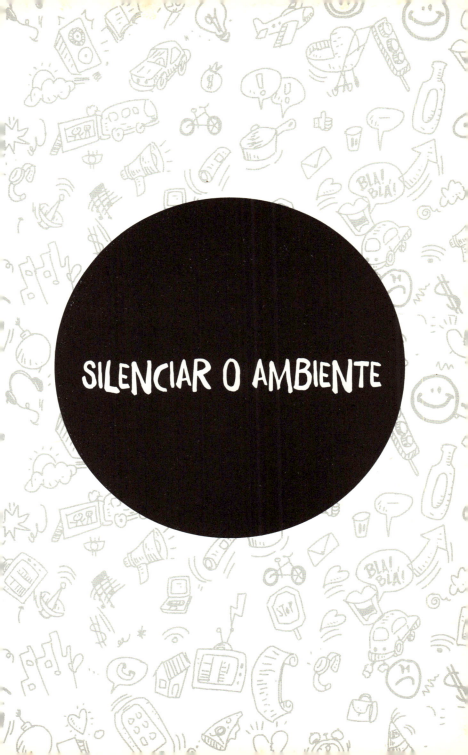

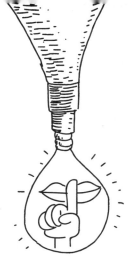

Há eloquência no silêncio. Pare de tecer e veja como a estampa melhora.

Rumi, poeta persa, século XIII d.C.

Buscar o silêncio não se trata apenas de reduzir os níveis de som que o cercam (embora isso possa ser grande parte do que deve ser feito). Um movimento em direção ao silêncio pode também incorporar uma aspiração mais geral, a de remover toda a bagunça desnecessária que existe em sua vida. Ela pode estar na forma de pertences, carga de trabalho, mídia ou responsabilidades, pois essas coisas em demasia geram estresse e sobrecarga. Toda vez que temos de lidar com algo, tornamo-nos potencialmente vulneráveis à resposta "lute-ou-fuja". Mesmo que as coisas sejam, separadas, razoavelmente fáceis de resolver, quando as somamos, elas podem se tornar opressivas e estressantes. Portanto, nesta seção do livro, analisaremos como reduzir o "barulho" que existe em sua vida.

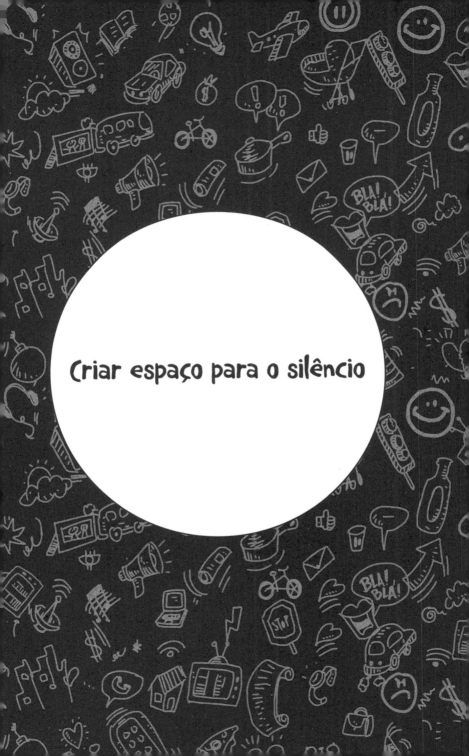
Criar espaço para o silêncio

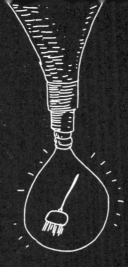

Sentir-se como se não estivesse com as coisas sob controle é um dos principais motivos de estresse. Então, por que temos tantos compromissos? Temos uma quantidade finita de tempo disponível a cada dia e existe um limite à quantidade de tarefas que podemos encaixar nesse período – chega um momento em que não é possível ser mais rápido. No entanto, muitos sentem como se estivessem constantemente atrasados. É claro, há certa quantidade de obrigações que *precisamos* cumprir todos os dias. Alguns têm que cuidar dos filhos, temos que preparar e comer nossas refeições, limpar e manter nossa casa e provavelmente trabalhar. Para a maioria, não é possível ou apropriado simplesmente ficar na cama o dia inteiro fazendo nada. Entretanto, muitos sentem que devem fazer muito mais do que apenas as coisas básicas para sobreviver.

Inevitavelmente, haverá momentos em que tudo estará passando mais rápido do que gostaríamos, por exemplo,

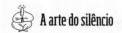 A arte do silêncio

quando temos um prazo para entregar um trabalho enorme, ou quando nos preparamos para uma grande ocasião, como um casamento ou uma mudança de casa. Nessas horas, teremos que recorrer às nossas reservas internas em vez de tentar "consertar" a situação. Discorro mais sobre isso no capítulo "Buscas a solidão nos espaços". Mas se você se sente como se estivesse sendo arrastado por um trem o tempo todo, então provavelmente precisará fazer algo a respeito. Você não conseguirá criar espaço e silêncio se estiver constantemente em desvantagem.

Considerando que você não pode criar mais horas, há apenas uma opção disponível, que é reduzir o número de tarefas. Algumas vezes, pode parecer impossível decidir o que descartar. Você pode se sentir tão sobrecarregado que não tem sequer o tempo de dar um passo atrás e pensar sobre o que deve ser feito. No entanto, até mesmo o menor dos ajustes pode ter um impacto enorme sobre seus níveis de estresse. Criar intervalos entre as tarefas (mesmo que curtos) permite que doses de silêncio penetrem sua vida agitada. Portanto, por onde começar?

Priorize o que é importante - descarte o que não for

Tire um tempo para planejar a sua semana e considere o que é realmente importante para você. Podem ser coisas

Criar espaço para o silêncio

essenciais, como tomar banho ou levar o cachorro para passear, ou atividades que você deseja ter tempo de fazer, como cozinhar com seus filhos, ler um livro ou tomar uma taça de vinho com seu parceiro. Será que você está separando tempo suficiente para essas coisas, a fim de poder realizá-las sem pressa e com prazer? Ou você está simplesmente enfiando-as entre outras obrigações (quer dizer, se é que consegue fazê-las)?

Se você não tem tempo para o que é importante para você, talvez seja necessário abrir mão de algumas atividades. Você pode se sentir tão comprometido com certas tarefas e projetos que abrir mão deles parece impossível. Contudo, repensar a sua lista de afazeres pode ajudar a descobrir se você está sobrecarregado. Algumas vezes, seguimos fazendo coisas mesmo quando já não as aproveitamos porque nos sentimos culpados por abandoná-las. Há também atividades das quais gostamos, mas as outras obrigações são tantas que nos sentimos perpetuamente apressados.

Às vezes, sentimo-nos oprimidos por tarefas que concordamos em realizar para o bem de outras pessoas. Pais muitas vezes passam bastante tempo levando os filhos de uma atividade a outra. Estariam as crianças fazendo coisas demais? Confira se você não superlotou a agenda delas também. Pode ser difícil abrir mão de compromissos que foram importantes em dado momento, mas que não são mais necessários. Por exemplo, se os seus filhos fazem

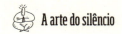
A arte do silêncio

aulas de natação, talvez não seja preciso que eles as façam durante o ano inteiro. Se você se voluntariou para um projeto, talvez possa fazer uma pausa de vez em quando. Reduzir as atividades não significa abandoná-las por completo. É possível simplesmente dizer "Não, desta vez não" ou "Retomaremos em alguns meses". Se você é aquele tipo de pessoa que sempre aceita tudo, falar não (ou "Não, agora não") pode ser extremamente poderoso. Abrir mão de apenas um trabalho ou responsabilidade pode fazer uma grande diferença para a sensação geral da sua semana.

Em um nível prático, se você se comprometer com menos atividades, terá, literalmente, mais tempo disponível. Em vez de preenchê-lo imediatamente com tarefas ou outros trabalhos, permita que momentos de silêncio surjam nesses espaços. Pausas oferecem oportunidades para apreciar e desfrutar as atividades que forem mantidas na rotina, o que pode ser difícil de fazer quando você está correndo de uma coisa para outra.

Em um nível psicológico, começar a dizer não pode representar uma mudança rumo a um modo de viver mais consciente. Ao repensar as suas atividades e escolher cuidadosamente quais irá assumir ou continuar, você cultiva uma atitude calma e sem pressa em relação à vida. Em vez de ser regido pelas circunstâncias, fazendo o que pode para continuar, faz escolhas conscientes. Isso pode contribuir para uma sensação interna de silêncio e calma.

Criar espaço para o silêncio

Questões a se considerar antes de dizer "sim"

- É essencial?
- Isso o faz feliz?
- Isso o faz mais feliz do que relaxar em casa?
- Traz felicidade aos outros?
- Você tem tempo suficiente para realizá-la da maneira que a atividade merece?
- A correria será tão grande que você terá dificuldades de permanecer calmo?
- É algo que você precisa fazer?

Expectativas realistas sobre o que você "deveria" estar fazendo

Somos bombardeados com mensagens sobre como deveríamos estar vivendo. Dizem-nos que deveríamos nos divertir de maneiras diferentes. No entanto, a única pessoa que pode supervisionar o todo é você. Certifique-se de que não tem expectativas irreais sobre o quanto é capaz de fazer. O resultado pode ser uma perpétua sensação de desapontamento ao não conseguir realizar tudo,

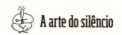 A arte do silêncio

ou talvez você se sinta continuamente apressado enquanto tenta encaixar tudo em sua rotina.

Ou seja, por exemplo, talvez você tenha o lindo sonho de construir uma casa na árvore com seu filho ou de desfrutar de um banho à luz de velas. Essas são coisas deliciosas de se fazer, mas não há problema que sejam especiais. Você não precisa fazê-las toda semana. Sentir-se culpado por não conseguir encaixar um "tempo livre" (para você ou com os outros) também pode contribuir para que se sinta excessivamente atarefado.

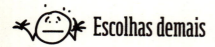 Escolhas demais

Um fator que contribui para a sensação de opressão é ter escolhas em demasia. Por muito tempo, a publicidade nos levou a crer que a escolha é uma coisa boa. Concluímos que temos o direito de escolher praticamente tudo – roupas, férias, comida (independentemente da estação do ano em que estamos), carros, música e aparelhos eletrônicos. No entanto, essa proliferação da escolha é, na verdade, confusa e estressante. Escolher também demanda tempo. Toda vez que temos de tomar uma decisão (o que comer, cozinhar ou assistir), gastamos um pouco de energia mental nisso.

Aceitar a simplicidade é uma maneira de neutralizar esse excesso. Menos escolhas a fazer também acarretam

Criar espaço para o silêncio

a redução do diálogo interno, resultante das infindáveis tomadas de decisões. Isso não significa que nunca devemos ter variedade – afinal, esse é o "tempero da vida". Porém, temperos devem ser usados em pequenas doses. Não é desejável despejar um monte a cada refeição. No meio-tempo, não há problema em usar a mesma roupa até que ela precise ser lavada; tudo bem comer massa toda quinta-feira; você não precisa mudar de xampu toda vez que o seu atual acaba.

Manter a vida simples e rejeitar o consumo excessivo trará alívio em curto prazo e, talvez, você note que isso possibilita consequências duradouras. Uma vez que tenha reduzido a necessidade de continuar comprando e consumindo bens e experiências, talvez descubra que não é necessário trabalhar tanto para ganhar tanto dinheiro. Quiçá note espaço para uma redução. Isso pode significar menos horas de trabalho ou uma mudança para um trabalho que pague menos, mas lhe dê mais alegria. Possivelmente irá descobrir que deseja se mudar para uma casa menor, onde passará menos tempo organizando e arrumando os cômodos e seus pertences. Todas essas mudanças podem fornecer mais tempo para o espaço e o silêncio.

Exercício
Anote seu cronograma

- Pegue um pedaço de papel e anote um cronograma simples que inclua todas as tarefas com as quais você está envolvido a cada dia.
- Utilize uma caneta marca-texto para sinalizar quais são essenciais.
- Use uma caneta de outra cor para destacar as atividades que lhe dão prazer.
- Veja se consegue simplificar ou suprimir o restante.

Criar espaço para o silêncio

 ## Remover a bagunça

Reduzir a quantidade de objetos que há na sua casa é uma maneira de simplificar a vida. Se você tem pilhas e pilhas de roupa, por exemplo, toda vez que abrir o armário terá que tomar decisões complexas sobre o que vestir. Entretanto, caso simplifique seu armário para um punhado de itens versáteis, poderá escolher o que utilizar de maneira rápida e resoluta. Notei que, quando não tenho itens prediletos, costumo compensar adquirindo muitos itens medíocres – como se a quantidade conseguisse suprir a falta de qualidade. Não consegue.

Muito da bagunça que nos cerca é representado por tarefas inacabadas e decisões que ainda não foram tomadas – papéis que precisam ser preenchidos, projetos criativos inacabados, trabalhos de "faça você mesmo" que foram abandonados, presentes que nunca de fato nos agradaram e quinquilharias às quais nos agarramos por "talvez um dia". O problema de tanta bagunça é que ela nos puxa, como um tipo de lista visual de afazeres. É uma espécie de "barulho" que está eternamente zumbindo no plano de fundo, sugando nossa atenção e tornando difícil escutar ou pensar claramente.

É muito fácil ser absorvido pela onda de acumulação. Tomar medidas para reduzir suas responsabilidades e seus compromissos e para liberar seu espaço físico pode ter um impacto gigantesco sobre a sua qualidade de vida. Uma

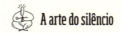

vez que o tenha feito, possivelmente descobrirá que agora tem tempo para respirar entre uma atividade e outra. Se conseguiu remover um pouco da bagunça, com sorte perceberá que é muito mais fácil arrumar e preservar seus pertences e que será mais fácil encontrá-los e usá-los.

Claramente, não fiz mais do que resvalar sobre algumas ideias aqui – simplificar o seu espaço e seu cronograma são dois tópicos que merecem um livro cada um. A questão é: incorporando a ideia de simplicidade, você poderá começar a sentir um pouco do que o silêncio pode lhe oferecer.

Na verdade, criar um pouco mais de tempo livre em nossa vida não é tão difícil assim – porém, só é possível fazê-lo se de fato assim desejarmos. Talvez haja apenas alguns breves momentos disponíveis antes ou depois de uma atividade e, se não estabelecermos o silêncio como uma prioridade, esses segundos serão facilmente consumidos pela próxima tarefa.

Contudo, quando permitimos que o silêncio penetre pelas frestas – mesmo que sejam muito pequenas –, essas pausas podem ser úteis para retornar ao momento presente, avaliar e desfrutar o que está acontecendo. Quanto mais aproveitarmos e recorrermos ao silêncio, mais fácil será incorporá-lo ao nosso cotidiano.

Exercício
Adicione uma caminhada à sua rotina semanal

Pense em um momento da semana em que poderia separar um tempo para uma caminhada feita exclusivamente por prazer. Vá sozinho e sem qualquer objetivo específico em mente. Não a utilize como uma oportunidade para dar um pulinho nas lojas. Não precisa ser um percurso longo – quem sabe 20-30 minutos, ou até mesmo 10 minutos, caso não tenha mais tempo disponível. Anote a que horas você irá fazer a sua caminhada em uma agenda ou calendário e, quando chegar a hora, não arranje desculpas. Deixe seu celular em casa ou coloque-o em modo avião, em seguida comece. Talvez você tenha uma ideia de rota antes de sair, mas, se for o caso, não se apegue muito a ela. Utilize essa oportunidade para ser espontâneo. Ande devagar. Você não precisa cobrir nenhuma distância específica. Enquanto caminha, olhe para o que está à sua volta. Seja curioso em relação ao que pode encontrar.

Pegar o celular

Se não tomarmos o cuidado de protegê-los, é comum que os espaços que criamos desapareçam assim que os estabelecemos. Uma das maiores ameaças aos momentos de silêncio são as telas. Quando percebemos um minuto livre à disposição, é muito simples olhar para uma tela e preencher aquele espaço novamente.

Hoje em dia, quando estamos em um espaço público, como uma estação de trem, um campus universitário ou um parque, é chocante notar quantas pessoas estão utilizando seus telefones. Muitas vezes, parece que a maioria das pessoas está com o celular pendurado na orelha ou na palma da mão. Uma ou duas vezes me virei no assento do ônibus para olhar os passageiros e notei que simplesmente todos estavam usando seus telefones.

Como seria essa mesma cena há vinte anos? Imagino que alguns dos passageiros estariam conversando entre si. Uns talvez estivessem lendo um livro ou o jornal. Outros estariam olhando à frente ou pela janela.

Isso não significa que essas atividades eram inerentemente melhores do que se comunicar por meio da tecnologia. Em muitos casos, a habilidade de se conectar acarretou mudanças positivas. Todavia, parece haver uma certa inquietude hoje em dia em relação a estar sozinho e desocupado. É raro ver pessoas de fato sozinhas. Parece que sempre temos que estar fazendo alguma coisa – de

Silenciar o ambiente

preferência, em contato com alguém. Pode ser que digamos a nós mesmos que, como somos tão ocupados, faz sentido aproveitar os momentos que, de outra forma, seriam "desperdiçados" para conferir mensagens; no entanto, talvez o façamos por medo de não ter nada a fazer.

O que precisamente é tão assustador no fato de estar desocupado? Há uma preocupação com ficar entediado – e somos bombardeados por mensagens que ilustram o tédio como algo insuportável. Mas o que exatamente é o tédio? Talvez ele seja meramente uma resistência a experimentar o que é sermos nós mesmos. Portanto, ocorre certo conflito em nós: de um lado, temos medo de que, se não tivermos nada a fazer, ficaremos entediados; do outro, ansiamos por um repouso dos constantes estímulos e demandas da sociedade.

Perguntamo-nos como podemos obter mais silêncio. Talvez, a verdade seja que o silêncio já está ali, pronto para ser obtido, mas nós simplesmente não sabemos como aceitá-lo.

> Alma plácida de todas as coisas! Torne-se minha
> Para sentir, em meio ao estridor da cidade,
> Que tua paz jamais definha,
> Pois não a fez e nem pode arruiná-la a humanidade
>
> A vontade para não se empenhar nem chorar,
> Para sentir com outros, dê-me poder!
> Acalme, acalme-me mais! Tampouco

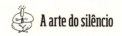 A arte do silêncio

> me deixe expirar
> Antes que tenha começado a viver.
>
> Matthew Arnold,
> "Lines Written in Kensington Gardens", 1849

Para muitos de nós, conferir as mensagens recebidas tornou-se um tipo de vício. Talvez seja a primeira coisa que você faça ao acordar – seu celular possivelmente descansa ao lado de sua cama. Esquecê-lo na casa de um amigo pode causar uma enorme consternação, e, se você o derrubar numa poça d'água ou for roubado, poderá sentir uma quantidade enorme de estresse.

A dependência do telefone celular chega a tal ponto que sugerir que simplesmente reduzamos a sua utilização não serve para muita coisa. Deixar de responder mensagens pode ser mal-educado e improdutivo, além de trazer consequências profissionais. Entretanto, acredito que haja maneiras de disciplinarmos a nossa relação com as mensagens. Se você sempre responder imediatamente a todas elas, as pessoas aprenderão a esperar isso de você e, assim, afastar-se dele será uma missão impossível.

Você é a única pessoa capaz de determinar que nível de utilização do celular lhe é apropriado. Algumas pessoas que conheço mantêm seus celulares sempre na bolsa ou no carro. Outros os têm sempre com eles, no bolso (ou sobre a mesa). Caso perceba que está constantemente conferindo

Silenciar o ambiente

seu celular, pode ser que uma regra geral (como guardá-lo antes do jantar) o ajude a proteger suas noites e lhe ofereça tempo para momentos de tranquilidade.

Mesmo que sinta que está apenas respondendo às mensagens dos outros, preste atenção no quanto você está alimentando a enxurrada de comunicação. Ano passado, estive em um retiro por dez dias – o uso de celulares era proibido. Quando saí do retiro, liguei o celular e, conforme esperado, centenas de mensagens soaram através do aparelho. Ao percorrê-las, porém, notei que a maioria havia sido enviada nos primeiros dois dias. Próximo ao final do período ausente, as mensagens diminuíram. Isso me ensinou uma valiosa lição: muitas das mensagens que recebo são geradas por mim. Se eu paro de mandá-las, não tarda até que as que chegam comecem a desaparecer também.

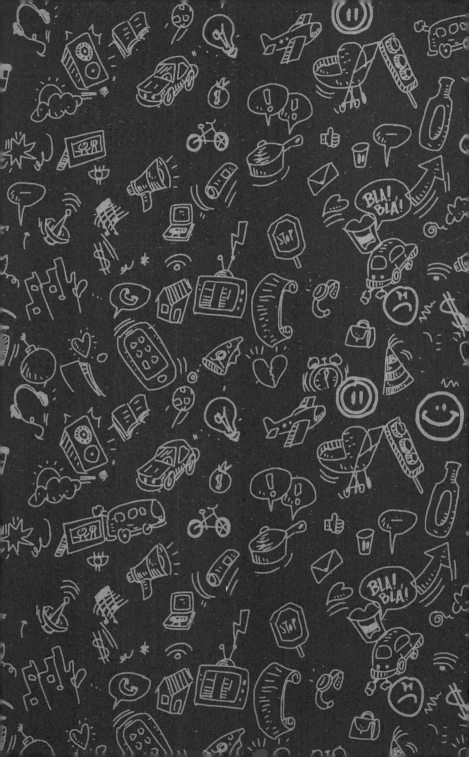

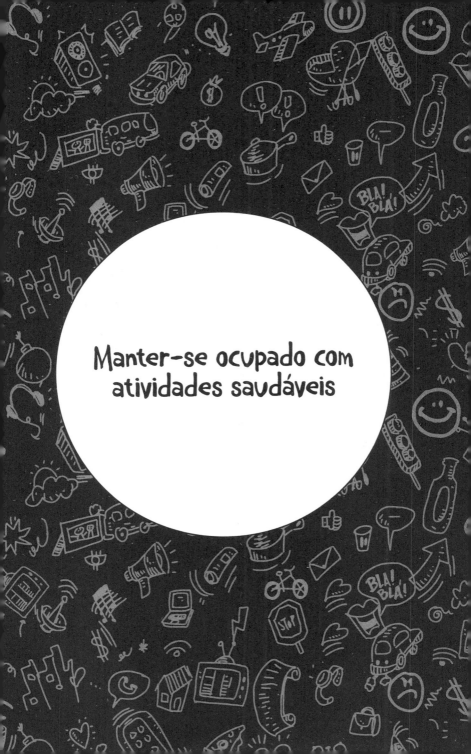

Manter-se ocupado com atividades saudáveis

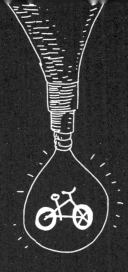

Se desejamos criar mais tempo para o silêncio, precisamos reconhecer que conferir nossos aparelhos constantemente nos impede de recepcionar o silêncio em nossa vida. Sem nem perceber, quando checamos o que há de conteúdo novo nas redes sociais desnecessariamente, estamos rejeitando o silêncio. Isso também significa rejeitar os benefícios oferecidos por ele – a oportunidade de relaxar, momentos de contemplação e tempo para refletir, encontrar equilíbrio e se renovar. Então, o que podemos fazer para nos desapegar dos eletrônicos? Um método é sermos bem rígidos com nós mesmos quanto a não conferir e enviar mensagens continuamente. Outra maneira é nos esforçarmos para ocupar o tempo com atividades mais saudáveis e relaxantes.

Claramente, não estou defendendo que você, de repente, se inscreva em um zilhão de atividades e lote a sua

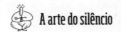
A arte do silêncio

agenda de maneira irreal. Contudo, sugiro que tente fazer escolhas benéficas e saudáveis de tempos em tempos, quando estiver decidindo como preencher seu dia. Por exemplo, em vez de ficar fuçando o eBay ou a Amazon em busca de sua próxima aquisição, deixe isso um pouco de lado e escolha uma atividade que revigore suas energias.

Passar o tempo na natureza

Áreas naturais são ótimos lugares para se começar a cultivar a essência do silêncio. Ao passarmos tempo na natureza, criamos um espaço distante de todas as demandas da vida moderna: estamos literalmente eliminando os estímulos da agenda. Ao relaxar, também fortalecemos aquele espaço interior de silêncio. É por isso que continuamos nos sentindo relaxados ao retornar ao trabalho depois de uma caminhada no parque – pelo menos por um tempinho, de qualquer modo. Embora sonhemos com relaxar na praia em uma ilha deserta ou à beira de um vagaroso rio, não precisamos ir tão longe assim. Talvez a importância que conferimos a destinos exóticos e retiros rurais seja apenas uma desculpa para evitar a busca da natureza e da solidão próximos de nós.

Exercício
A árvore vizinha

Onde quer que esteja agora, tire um momento para olhar à sua volta e reflita: onde está a árvore mais próxima? Quando puder, visite essa árvore. Se estiver em um local inalcançável, como o jardim do vizinho, por exemplo, escolha outra árvore, uma a que possa chegar. Conheça essa árvore.

Toque o tronco e sinta a textura sob suas mãos. Ela é lisa ou áspera? Cheire o tronco. Ele libera alguma partícula nos seus dedos? E quanto aos galhos? Quais são seus formatos? São grossos ou finos, fortes ou longos e frágeis? Você enxerga marcas de poda ou algum outro dano à árvore? Ela tem folhas? Qual é a aparência delas (ou da falta delas, caso não haja)? As folhas acabaram de nascer ou estão chegando ao final de seu ciclo vital? Quais cores pode observar nas folhas? Friccione-as gentilmente próximo à orelha – que som elas produzem?

Quando estiver em pé ao lado da árvore, respire. Considere a troca de oxigênio e gás carbônico entre vocês. Olhe para o chão. Note como as raízes penetram no solo e seguram a árvore em seu lugar, mantendo-a firme e estável e também a sustentando. Pense em como, uma hora, todas as partes de nosso corpo passarão à terra – cabelo e células da pele que trocamos durante a vida e, no fim das contas, o restante de nosso corpo ao perecermos.

Manter-se ocupado com atividades saudáveis

Quando paramos e tiramos um momento para observar, a maioria de nós acaba descobrindo que a natureza está acessível. Talvez não haja extensas planícies ou montanhas escarpadas próximas a você, mas até nas cidades mais movimentadas podemos encontrar parques, trilhas em bosques, jardins e trechos repletos de arbustos.

Pode ser que os espaços verdes que estejam perto de você tenham sido desenhados por planejadores urbanos e sejam cuidadosamente zelados e protegidos. Talvez a natureza tenha reivindicado alguma área próxima que estava desocupada – algum terreno abandonado, quem sabe, ou uma linha férrea em desuso. Com que frequência tiramos um tempinho para passar por essas áreas naturais? Que tal pausar quando estiver próximo ao verde – talvez sentar na grama ou parar um momento entre as árvores? Quem sabe uma pequena alteração na sua rota usual em direção às lojas ou ao ponto de ônibus possa levá-lo por um caminho mais "selvagem". Ou, possivelmente, você já passe por áreas verdes, mas nunca tire um tempo para repará-las.

Há um rio que cruza uma parte da cidade onde vivo e, ao redor, existem algumas áreas pantanosas. Uma trilha muito utilizada leva ao centro da cidade. Ela atravessa um brejo, em seguida cruza um rio por meio de uma ponte de pedestres e é toda pontilhada por postes de luz de estilo antigo. Eu regularmente ando e pedalo por esse caminho, a cada dia, junto com milhares de outros transeuntes. Não faz muito tempo, eu estava andando em outra trilha que passa ali por perto. De lá, podia observar os muitos ciclistas e pedestres que passavam pela trilha principal. Entretanto, os juncos do brejo cobriam o caminho de concreto por onde eles trafegavam. A luz dourada do entardecer brilhava atrás das pessoas, de maneira que apenas suas silhuetas apareciam. Enquanto observava a fila de figuras se movendo pela trilha, algumas em uma direção, outras na oposta, fui repentinamente acometida pela noção de que tal cena poderia ter ocorrido há 150 anos – o brejo em si é de tempos imemoriais, e os velhos postes de luz conferiam-lhe um ar vitoriano.

Quando paramos para observar uma cena com novos olhos, algo pode surgir para nós e a cena consegue parecer incrivelmente diferente – mesmo quando se trata de algo familiar. Esse trecho específico da trilha próxima à minha casa é bem evocativo. Na maior parte do tempo, ela é simplesmente tediosa – uma reta monótona que deve ser percorrida para que se chegue a outro lugar. Em outros momentos, especialmente se as águas do brejo estiverem singularmente altas ou se houver uma névoa pairando sobre os juncos, ou se o espinheiro nas sebes tiver dado flor – ou melhor, caso me sinta instigada a observá-la mais atentamente por algum motivo –, eu me espanto com sua beleza simples. Em horas como essa, percebo quantas coisas há para se ver; basta tirarmos tempo para olhá-las.

Manter-se ocupado com atividades saudáveis

Há um prazer na floresta sem trilhas,
Há um êxtase na costa solitária,
Há companhia, onde ninguém interrompe,
Junto ao mar profundo, e música no seu bramido:
Não amo menos o homem, mas a Natureza mais.

Lord Byron,
Childe Harold's Pilgrimage, 1812-18

Florestas de livre acesso

Sair para aproveitar a natureza é benéfico a todos nós. Reconhecemos o "ar fresco" como prazeroso, refrescante e rejuvenescedor. Gostamos de estar ao ar livre. Isso ocorre especialmente quando saímos com o objetivo de apreciar as coisas que o mundo natural pode nos oferecer – quando vamos caminhar ou tomar sol no jardim, por exemplo.

Todos sabemos que é bom para as crianças brincarem ao ar livre – e não apenas por ser uma boa maneira de deixá-las menos dependentes. Cada vez mais, educadores compreendem a importância da programação ao ar livre para as crianças e, recentemente, brincar na natureza foi formalmente introduzido ao currículo de muitas escolas

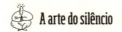 A arte do silêncio

tradicionais por meio do programa Escola da Floresta.[2] A Escola da Floresta opera sob a filosofia de que, se permitido às crianças brincarem livremente, de maneira autodirecionada, em um ambiente natural enriquecedor – como o oferecido por uma floresta –, elas naturalmente desenvolverão confiança, o que pode ajudar seu desempenho em todas as áreas.

Passar tempo ao ar livre pode ocorrer sem qualquer estrutura formal, não importa a idade. A Escola da Floresta é um ótimo exemplo para provar os benefícios que brincar na natureza oferece para as crianças, em um mundo cada vez mais tecnológico e encerrado a quatro paredes. É uma maneira de proteger esse importante recurso. Todavia, não é necessário ter qualificações formais ou um horário especial para sair ao ar livre. É importante que as pessoas não se sintam impedidas de sair por falta de um treinamento específico.

Assim como as crianças não precisam estar na Escola da Floresta para brincar ao ar livre, os adultos também não precisam participar de nenhuma atividade grandiosa ou complicada para sair de casa. Uma trilha nas montanhas ou um passeio de canoa podem ser experiências maravilhosas, mas o exterior também está acessível de maneiras mais simples e modestas. Podemos simplesmente sair. Pode ser por

---
2 Programa implementado no Reino Unido, a partir da bem-sucedida experiência com teor educativo e recreativo da Escandinávia. (N. T.)

Manter-se ocupado com atividades saudáveis

lazer ou levando as tarefas que geralmente realizamos no interior de algum cômodo para fora.

Como muitos de nós trabalhamos em escritórios e outros ambientes internos, estar ao ar livre costuma ser sinônimo de prazer e relaxamento – o ar livre é um lugar óbvio onde podemos buscar mais silêncio. No entanto, não é necessário sentar do lado de fora sem fazer nada para desfrutar da paz natural que a natureza nos oferece. Atividades como jardinagem, desenho e pintura, brincar com crianças e projetos de "faça-você-mesmo" podem (e, em alguns casos, devem) ser feitos do lado de fora. Algumas vezes, essas tarefas se parecem com um trabalho – em outros momentos, elas são simplesmente formas de lazer. Em ambos os casos, estar ao ar livre apreciando o silêncio inerente à natureza pode nos ajudar a enxertar contentamento às tarefas.

É claro, a natureza raramente (ou nunca) está tecnicamente silenciosa. Na verdade, um ambiente interno muito provavelmente estará mais silencioso que um externo. Mas os "barulhos" da natureza são sons que normalmente não demandam nada de nós. O vento, os pássaros, a água fluindo – esses são os sons do mundo em harmônico funcionamento. Não temos que fazer nada sobre eles ou ter uma opinião a respeito do que representam. Como será discutido mais adiante, com a atitude certa, nem barulhos produzidos pelo homem, como os de obras, do trânsito e de aviões, precisam necessariamente afastar a sensação de silêncio. Desde que

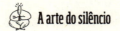

eles não nos afetem diretamente ou exijam alguma ação de nós, não há por que serem vistos como algo diferente de, digamos, os pássaros em sua atividade natural.

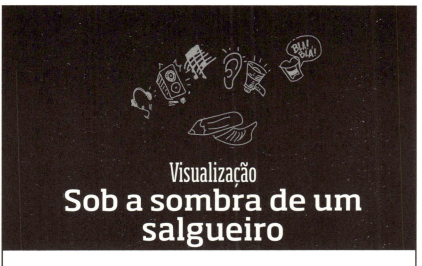

Visualização
Sob a sombra de um salgueiro

Imagine-se andando por uma campina. Uma brisa deliciosa carrega insetos e sementes sobre as flores selvagens, a luz refletindo nas suas asas. Você sabe para onde está indo, mas não tem pressa. Pode avistar o local adiante – aquele apanhado de grama sob a árvore. Seus tênis cortam um caminho pela grama, que canta ao deixá-lo passar. Grilos saltam para sair da frente e retomam seu estrilar em outro lugar.

Agora você já está mais perto. Consegue avistar o rio, para além da margem esverdeada. Outros insetos sobrevoam sua plácida superfície escura, e um lagópode de cara vermelha salta para a água e a agita, assustado com a sua presença. Você já esteve aqui antes. A grama está quente, seca e fofa: ao sentar-se, ela lhe abraça.

Você tira os tênis e guarda as meias dentro deles. A grama faz cócegas na sola dos seus pés. Agora você se estica e deita para trás. Um salgueiro estende-se sobre você, provendo uma sombra entrecortada por pequenos círculos de luz. Entre as folhas auriverdes, pedaços do céu azul aparecem, e mais sementes vagueiam acima, às vezes flutuando como se suspensas, outras vezes presas a redemoinhos invisíveis, enquanto libélulas e pulgões zumbem pelo ar.

Você fecha os olhos e sente um leve aroma de lama morna. A grama pinica seus braços ao dobrá-los sob a cabeça. Você ouve o escoar da água, em sua firme jornada rumo ao mar. O zunido e o chiado dos insetos – eles estavam lá o tempo todo, mas agora você permite ouvi-los até que nada mais possa ser escutado. Em seguida, você deixa esse som desaparecer, dando destaque ao gentil farfalhar das folhas ao toque da brisa.

Seus músculos começam a relaxar. Parece que o chão faz força para o alto, buscando sustentar todo o seu corpo, segurando-o gentilmente, e você sente que está afundando cada vez mais na grama. Sua respiração, agora fácil e suave, alonga-se.

Aqui, fique deitado por um tempo – escutando.

Manter-se ocupado com atividades saudáveis

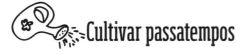
Cultivar passatempos

Estar na natureza não é a única maneira de trazer mais silêncio para a rotina. Outras atividades podem nos beneficiar tanto quanto ou até mais. Diferentes pessoas encontram contentamento de diferentes maneiras, mas é comum que algo que envolva atenção silenciosa e focada nos traga bastante satisfação. Algumas pessoas gostam muito de atividades como artesanato ou tocar instrumentos musicais, que envolvem trabalho manual e combinam elementos de habilidade e criatividade.

Hobbies como costura, marcenaria, pintura, culinária e jardinagem podem ser maravilhosos quando se busca criar tempo para atividades calmas e silenciosas. Ao direcionar atenção a essas iniciativas, destinamos tempo a algo que exige concentração silenciosa. Se a sua vida familiar é agitada, possivelmente você não tem muito tempo livre para se dedicar à sua atividade favorita. Entretanto, você pode inserir esse elemento de calma silenciosa em outras tarefas. Na verdade, elas não precisam ser tecnicamente "silenciosas" para que você traga a essência do silêncio a elas. Uma opção é juntar-se aos seus filhos em uma animada sessão de pega-pega. Pode não ser silencioso, mas, ao participar de corpo inteiro, sem que sua cabeça esteja parcialmente ocupada com outras demandas, você talvez capture um pouco do espírito da simplicidade e do silêncio.

A arte do silêncio

Outras pessoas encontram no esporte (ver também a página 66) uma maneira de renovar o espírito. O esporte envolve a questão do foco e também uma dose de desafio. Algumas modalidades certamente não são calmas nem silenciosas, mas o fato de sua prática nos absorver completamente permite que tenham um efeito silenciador e renovador em nossa mente.

Todas essas atividades têm em comum o fato de que somos absorvidos por elas. Enquanto as praticamos, esquecemos de nós mesmos e de outras distrações; a mente se mantém focada e alerta. Algumas pessoas se referem a esse estado como um fluxo. Atividades que apresentam certa dose de desafio e exigem que aperfeiçoemos uma habilidade para superá-lo são as que provavelmente nos manterão engajados. Embora isso não represente o silêncio em seu sentido restrito, ao manter a mente concentrada em apenas uma atividade sã, prevenimo-nos de sermos arrastados para uma série de outras tarefas e pensamentos barulhentos que competem com ela.

> Descanso não é preguiça, e deitar-se às
> vezes sobre a grama, embaixo das árvores,
> em um dia de verão,

Manter-se ocupado com atividades saudáveis

escutando o murmúrio da água ou
vendo as nuvens flutuarem pelo céu,
de maneira alguma é um desperdício de tempo.

John Lubbock,
The Use of Life, 1894

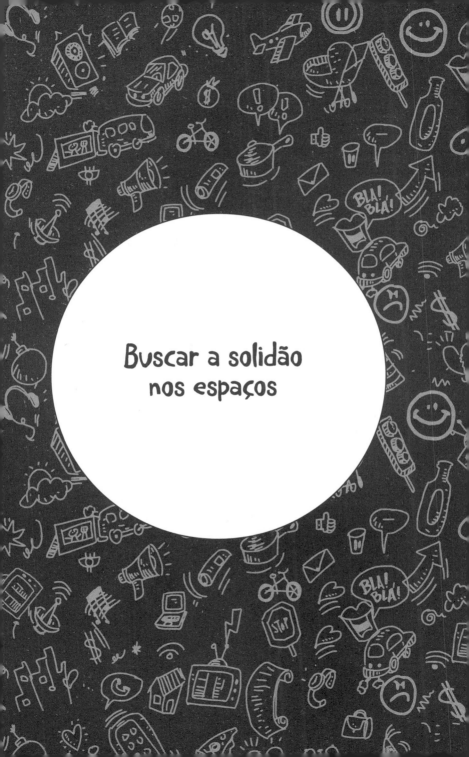

Buscar a solidão nos espaços

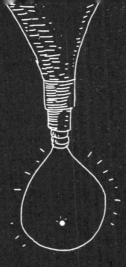

Vimos como passar o tempo na natureza pode nos ajudar na busca por silêncio. O ambiente físico pode ter um enorme efeito sobre a maneira como nos sentimos e nos comportamos. Pequenos detalhes, como a presença ou não de uma janela aberta, já criam esse efeito – assim como ocorrências em uma escala maior.

Através de sua história, os seres humanos foram aos confins da Terra para explorar os limites de seu ambiente. A busca pelos extremos costuma envolver o abandono dos confortos da vida em sociedade e a exploração de novas realidades, onde o silêncio representa o desconhecido. Nos espaços silenciosos dos confins do planeta, abrimos mão de estruturas e formatos usuais da civilização. Ao mesmo tempo que alargavam as fronteiras naturais – nas profundezas do oceano, no topo das montanhas ou através de desertos –, os exploradores testaram não apenas suas

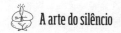
A arte do silêncio

habilidades físicas, mas também sua resistência mental. Viajar a situações extremas do mundo físico também apresenta exigências psicológicas enormes, ao abandonar o que é familiar e forjar novos caminhos.

Em muitas sociedades, a jornada é uma tradição antiga que marca a passagem da mocidade para a vida adulta. Os aborígenes australianos mantiveram a tradicional prática do *"walkabout"*, que é quando os meninos adolescentes passam várias semanas ou até meses no *outback* australiano [o interior desértico] aprendendo sobre a terra de seus ancestrais. Jornadas e rituais de passagem similares podem ser encontrados entre os nativos americanos e outros povos tribais.

A vontade de viajar parece ser comum a todos os povos; porém, é difícil encontrar uma porta para a aventura em nosso mundo civilizado contemporâneo. Adolescentes ocidentais podem tentar satisfazer esse anseio por uma jornada viajando em "anos sabáticos", entre a escola e a faculdade, ou durante as férias. No entanto, a onipresença da internet e dos telefones celulares não confere mais às viagens o mesmo nível de distanciamento e desligamento que havia antigamente. É difícil encontrar o silêncio. Espera-se que os viajantes (especialmente os jovens) mantenham muito mais contato com a família e os amigos do que anteriormente. Por meio das mídias sociais, as conversas podem continuar mesmo quando os amigos estão em lados opostos do mundo. Viajar sozinho também

Buscar a solidão nos espaços

se tornou muito mais fácil com o advento de informações facilmente disponíveis em calendários on-line e sites para agendamento de *hostels*. Assim, as óbvias vantagens da tecnologia moderna também resultaram na perda parcial do espírito de aventura.

Tudo isso significa que aqueles que buscam solidão e silêncio devem se esforçar muito mais e ir a extremos mais distantes para encontrar "destinos selvagens". A busca pelo silêncio não se trata apenas de encontrar um lugar com baixos níveis de ruído – seu significado também pode ser o de ir além das infraestruturas sociais habituais. Ir a áreas notáveis pela ausência de civilização pode nos forçar a reavaliar a maneira como interagimos com nosso meio. Apenas quando nossa vida é reduzida a um nível mais básico é que começamos a enxergar os julgamentos que fazemos todos os dias – muitos dos quais carregamos sem ter ideia.

Aventurar-se rumo ao desconhecido não precisa necessariamente envolver meses de viagem pela selva. Na verdade, é possível acessar espaços silenciosos e de outro mundo de maneiras muito mais rápidas, embora, talvez, igualmente extremas. Ocupações de lazer e exercício – em particular os esportes mais radicais – podem nos oferecer uma chance de sair da zona comum de existência.

Um homem apenas pode ser ele mesmo estando sozinho; e se ele não ama a solidão, não amará a

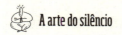
A arte do silêncio

liberdade; pois é apenas quando está sozinho que está realmente livre.

Arthur Schopenhauer,
Seis ensaios de Parerga e Paralipomena, 1851

No fundo do mar

O ser humano tem feito mergulhos no mar desde os tempos mais remotos. Mergulhadores caçam pérolas há milhares de anos – a pérola natural mais antiga de que temos notícia foi encontrada em um sítio arqueológico neolítico nos Emirados Árabes Unidos e tem aproximadamente 7.500 anos de idade. Os escritos de Homero e Platão nos mostram que o mergulho livre para a obtenção de esponjas era comum na Grécia Antiga, e a prática perdura até hoje. E, claro, as pessoas têm mergulhado para pescar e obter algas marinhas durante toda nossa história.

Além dessa função prática, as pessoas também têm mergulhado e nadado por prazer. Para muitos, o atrativo de mergulhar é a oportunidade de "se afastar de todo o resto". Além de todas as maravilhas que o oceano tem a nos oferecer, o mundo aquático também é especial pelo que ele exclui – não há eletricidade, telefone, internet, conversas...

Os mergulhadores devem abdicar de conversar enquanto praticam o esporte; no lugar, concentram-se em interagir com o mundo natural à sua volta. Para muitos, isso oferece uma mudança de ritmo incrivelmente renovadora em relação à vida cotidiana. Embora muitas vezes ele receba a alcunha de "mundo silencioso", a realidade é que o mar não tem nada de quieto. Peixes mergulhadores, ondas se quebrando, chuva, lava fluindo para o oceano – há diversos causadores de som embaixo da água. Estima-se que mais de quinhentas espécies de peixe produzam algum tipo de som. No entanto, muitos dos sons têm uma frequência tão baixa que, sozinho, o ouvido humano é incapaz de captá-los.

> Na superfície dos oceanos, os homens fazem guerras e destroem uns aos outros; mas, aqui embaixo, apenas algumas léguas sob a superfície, há tranquilidade e paz, imperturbada pelo homem.
>
> Júlio Verne,
> *Vinte mil léguas submarinas*, 1870

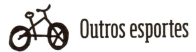 ## Outros esportes

O mergulho talvez seja único pelo fato de a natureza do ambiente impedir conversas. Porém, muitos esportes, até mesmo os mais usuais, apresentam elementos similares. Muitas vezes, o contentamento das atividades físicas provém de sensações corporais e de um modo renovador e,

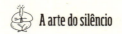 A arte do silêncio

quem sabe, alternativo de ver o mundo. A maioria dos esportes exige um grau de concentração focada, na qual direcionamos a mente e o corpo em direção a um mesmo alvo. Conforme mencionado anteriormente, isso possui o efeito de excluir muitas distrações barulhentas – tanto internas quanto externas.

Outro aspecto interessante em relação ao esporte é que ele também tende a nos levar a um espaço físico particular, seja ao ar livre ou a um ambiente construído para aquela finalidade. Entretanto, a questão é que, quando decidimos praticar um esporte, temos que nos comprometer com a atividade. Isso pode significar ir a certo lugar, utilizar roupas adequadas ou portar algum equipamento. Feito esse compromisso, é mais fácil se ater à atividade em questão e evitar as interrupções e distrações tão comuns ao dia a dia. Embora não costumemos pensar em esportes como sendo silenciosos, a verdade é que esse estado de atenção focada em uma única atividade contém muito da essência do silêncio. Para algumas pessoas, isso torna o esporte um caminho útil em direção à conquista de mais paz e tranquilidade.

Viagens espaciais

Se os mistérios do mar capturam nossa imaginação coletiva, viagens espaciais são provavelmente a fronteira

Buscar a solidão nos espaços

final. Os humanos têm observado as estrelas há milênios – e imaginado. A Lua é a epítome do lugar silencioso, solitário e inalcançável, e há muito ela é a musa de poetas, filósofos e artistas.

Com a corrida espacial e a chegada de Neil Armstrong à Lua em 1969, viagens espaciais finalmente se tornaram uma realidade (embora apenas para poucos). O esforço para enviar pessoas ao espaço e à Lua foi uma estratégia política, mas abordou nosso desejo inato de explorar e superar fronteiras. "Ser um astronauta" tornou-se a principal ambição de muitas crianças durante as décadas seguintes.

O que em relação à Lua e às jornadas espaciais tanto nos cativa? O espaço representa uma vastidão tão imensa que ele é incompreensível para nós. Há um processo que dispara dentro de nós quando voltamos o pensamento a essa enormidade. A própria ideia do espaço parece estender nossa mente de alguma forma, para que possamos estar mais dispostos a nos abrir ao que ele oferece.

Obviamente, a maioria de nós não irá experimentar uma viagem espacial; porém, podemos explorar suas qualidades por meio da literatura, da arte e da nossa própria imaginação. O espaço representa um silêncio que é, ao mesmo tempo, imenso e ilimitado. Podemos nos conectar a ele por meio de uma divertida visualização.

Visualização
Olhar a Lua

Imagine que está sentado na grama olhando para o alto, em direção a um céu sereno. A escuridão está pontilhada de estrelas. Há um brilho no fundo e algumas pálidas nuvens pairam sobre a silhueta escura dos morros. Enquanto observa, uma nesga de luz surge no horizonte e, aos poucos, uma moeda prateada se põe sobre ele.

Você olha para a Lua brilhante e sua face arredondada olha de volta para você. Enquanto a observa, ela parece crescer – um disco que vai inchando e ocupando mais espaço no céu. Ela expande, até ser possível distinguir claramente as crateras e montanhas que cobrem sua superfície. Seus olhos estão fixos na Lua, e você nota, vagamente, que o resto do céu desapareceu.

Agora, percebe que está saindo do chão e viajando em direção à Lua. É como se estivesse sendo puxado por um cabo invisível. Primeiro, ergue seu peito e, pouco a pouco, sem esforço algum, suas pernas se desdobram e você é trazido aos seus pés. Seu corpo continua se elevando e seus calcanhares, seguidos pelos dedos do pé, perdem contato com a grama. Você se sente extremamente leve.

Agora, a Lua está tão grande e brilhante que você não pode ver mais nada. A luz o envolve. Não é uma luz quente, mas de um frescor brilhante e confortável. Parece que você está se movendo diretamente para o centro da luz, de forma que ela logo o cerca por inteiro – à sua frente, atrás, à esquerda, à direita, acima e abaixo. Você está dentro da Lua e ela está dentro de você.

A arte do silêncio

 ## Reclusão como uma escolha de vida

Lugares remotos não servem apenas para esportes, aventuras ou ganhos políticos e comerciais. Desde os primórdios, há pessoas que procuram locais reclusos para explorarem a si mesmas mais profundamente. Essas pessoas não estão procurando emoção, porém sua busca pode ser igualmente, se não mais, desafiante e extrema. Elas viajam a lugares remotos não tanto pelo que eles oferecem em si, mas principalmente pelo que eles não são.

A humanidade tem uma longa história de vida em cavernas. Pinturas rupestres e outros artefatos nos provam que as cavernas ofereciam abrigo aos primeiros humanos. Em tempos mais recentes, as cavernas se tornaram locais de reclusão, nos quais pessoas se retiram da vida em sociedade para explorar mais a fundo sua própria mente. Todos os caminhos espirituais parecem ter tradições de devotos que se retiram para lugares isolados com a intenção de evitar distrações externas.

Uma ermitã moderna

Tenzin Palmo é uma monja budista tibetana que viveu em uma caverna no Himalaia por doze anos. Ela nasceu em 1943, em Hertfordshire, Inglaterra, e viajou à Índia para estudar o budismo quando tinha 20 anos. Após seis anos vivendo como a única freira entre 100 monges, Palmo deci-

Buscar a solidão nos espaços

diu, com a permissão de seu professor, retirar-se para uma caverna na remota região de Lahaul, na Índia. Lá ela viveu em extrema privação – ela plantava seu parco alimento na encosta da montanha e enfrentava de seis a oito meses de gelo e neve. Durante três desses anos, ela viveu em um rígido regime de meditação, em completo silêncio e isolamento. Sua comida era enviada duas vezes ao ano – porém, em algumas ocasiões, ela não chegava ao destino.

Inicialmente, pode parecer difícil reconhecer os benefícios de abdicar de todos os confortos, companhia e, até mesmo, necessidades básicas de alimentação e calor de que uma criatura necessita. Alguns podem considerar o retiro como uma empreitada masoquista – que seria mais prejudicial do que benéfica. Pode ser ainda mais difícil enxergar os benefícios que um regime tão rígido de silêncio e solidão pode trazer aos outros. A verdade é que se tornar um ermitão é muitas vezes considerado um ato egoísta, já que retirar-se da sociedade seria o equivalente a "virar as costas" para ela. Palmo (como muitos ermitões) dependia inteiramente da caridade de outros (muitos dos quais também tinham uma renda modesta) para sobreviver; portanto, o ato de tornar-se um ermitão poderia até ser visto como um peso.

Entretanto, o papel do ermitão não trata apenas da rota espiritual e de autoconhecimento dele próprio. Suas ações também têm efeito no coletivo mais amplo. O ermitão que fez sacrifícios fenomenais e enfrentou um silêncio pessoal extremo para devotar a sua vida à espiritualidade serve de inspiração aos outros. Ermitões e outros de vida monástica podem ser vistos, em certa medida, como trabalhando em nossa causa. Não podemos todos tomar o caminho da solidão, mas o fato de que alguns de nós o fazem reflete no grupo mais amplo. É por esse motivo que comunidades próximas a ermitões (ao menos no Oriente) sentem-se contentes em sustentá-los com oferendas de comida e outras necessidades. Eles são vistos como faróis que brilham nas montanhas e iluminam o mundo todo com suas luzes.

Durante os dias de silêncio, sem as distrações da sociedade, muitos ermitões dedicam grande parte de seu tempo à oração e à meditação em nome dos outros e a trabalhar ativamente a sua própria capacidade de ter compaixão. Para muitas pessoas, a ideia de que ermitões estão rezando para os outros ou mantendo-os em sua mente durante a meditação pode ser aceito como inerentemente benéfico ao mundo. Alguns são mais céticos quanto ao valor disso para a humanidade. Contudo, até o maior dos cínicos é capaz de entender que o desenvolvimento pessoal de um ermitão irá beneficiar a sociedade quando (ou se) ele retornar à civilização. Após deixar sua caverna, Palmo dedicou sua vida à arrecadação de fundos para um novo convento, que ela fundou em 2000. Hoje em dia, ela é uma importante defensora da prática feminina do budismo tibetano, já que as mulheres são impedidas de obter uma ordenação completa e têm direitos limitados em relação aos seus equivalentes homens.

Buscar a solidão nos espaços

De acordo com as tradições espirituais que apoiam a ideia de vida ermitã, praticar o carinho amoroso e a reza compassiva possui o seu próprio valor, independentemente do fato de o praticante aplicar diretamente ou não essa compaixão no mundo. Por meio de seu silêncio e solidão, os ermitões estão aprendendo a estar no mundo sem causar danos a eles mesmos ou aos outros. Essa habilidade é de profunda relevância. Pessoas como essas, que conseguem viver em harmonia com o mundo, oferecem-nos exemplos muito importantes e servem de inspiração. Essa ideia é explorada mais a fundo adiante (ver página 96).

> Eu acho saudável estar sozinho a maior parte do tempo. Estar em companhia, mesmo com a melhor delas, logo torna-se cansativo e uma dissipação. Adoro estar sozinho. Nunca encontrei um companheiro que fosse tão bom acompanhante quanto a solidão.
>
> Henry David Thoreau, *Walden*, 1854

Retiros mais curtos

Passar anos em uma caverna não é para qualquer um. Para aqueles que desejam um compromisso mais curto (mas, ainda, significativo) com a busca pelo silêncio, centros de retiro podem oferecer essa oportunidade. São lugares onde as pessoas vão para meditar juntas, muitas

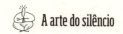 **A arte do silêncio**

vezes em silêncio, por um período de alguns dias ou, às vezes, mais. Os participantes concordam em cortar o contato com o mundo exterior durante todo o retiro. Centros de retiro podem oferecer cursos abertos a todos, incluindo iniciantes ou promover semanas para meditadores mais experientes.

Eles costumam se localizar em áreas rurais e remotas, distantes do caos urbano, mas também podem ser encontrados em, ou próximos a, cidades e metrópoles. Embora uma localização remota possa ajudar na sensação de escape da vida cotidiana, na verdade a atitude do meditador é muito mais importante do que a localização. Ir a um retiro de meditação pode ser uma experiência profunda e transformadora, já que ela nos oferece a oportunidade de experimentar o silêncio de maneira intensa e contínua.

Outros métodos de reclusão

Há métodos de provar um pouco dessas técnicas mais extremas de silêncio que estão bem no âmago da vida moderna.

A câmara anecoica. Talvez o mais próximo que podemos chegar de um silêncio técnico é estar dentro de uma câmara anecoica. Trata-se de um quarto completamente isolado acusticamente de ruídos exteriores. Tipicamente, câmaras anecoicas têm

Buscar a solidão nos espaços

paredes gêmeas de aço e 30 centímetros de concreto. Dentro, as paredes, o teto e o chão são recobertos por cerca de 90 centímetros de cunhas de absorção acústica que eliminam todas as reverberações. As câmaras são utilizadas em experimentos e testes que envolvem som. "Anecoico" significa sem eco. Quando um balão explode dentro de uma câmara anecoica, o barulho se parece mais com um "clique" do que com o grande estouro com o qual estamos acostumados.

Por não haver outros barulhos, as pessoas dentro da câmara conseguem ouvir claramente os ruídos produzidos por seu corpo. Há os barulhos já esperados, como o dos batimentos cardíacos e o da respiração, mas também outros menos familiares, como o do fluxo sanguíneo através das veias próximas das orelhas, o da contração dos músculos faciais e o do escalpo raspando contra o crânio. Parece que, enquanto tivermos ouvidos para escutar, nunca estaremos em absoluto silêncio.

Visitantes de câmaras anecoicas declararam que ouvir esses barulhos pela primeira vez pode despertar uma percepção mais aguçada do corpo. Eles notaram que, agora, escutam atentamente a sistemas e processos sobre os quais nunca haviam pensado antes. A ausência de outros ruídos

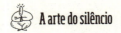 A arte do silêncio

facilita a introspecção – com a eliminação de todos os outros barulhos, o visitante sente-se livre para focar a atenção na experiência presente.

Contudo, algumas pessoas acharam a ausência de som e reverberação desorientadora. Alguns, inclusive, chegaram a experimentar alucinações auditivas, com a mente se esforçando para compensar a ausência de barulho.

O cinema do prisioneiro. A conexão entre privação sensorial e alucinações foi descoberta muito antes do desenvolvimento de câmaras anecoicas. Prisioneiros mantidos em confinamento solitário no escuro descrevem um fenômeno conhecido como "cinema do prisioneiro". Nele, visões de luz surgem na escuridão – algumas vezes criando formas e até mesmo imagens e figuras realistas. Alguns paleantropologistas fizeram conexões entre os padrões que podem surgir nessas luzes e as pinturas rupestres neolíticas.

O fenômeno tem uma longa tradição no Oriente, onde budistas tibetanos que habitam monastérios tradicionalmente passam por retiros escuros. Esses retiros, que podem durar sete semanas ou muito mais, são permitidos apenas àqueles que já têm capacidades espirituais consideráveis. Nesse

Buscar a solidão nos espaços

método, há um perigo real de dissociar-se da realidade e atingir um estado psicótico.

O conceito de retiro escuro como forma de terapia está crescendo em popularidade no Ocidente, e diversas organizações oferecem estadas em acomodações construídas para essa finalidade. As suítes são arrumadas de modo a permitir que o usuário sinta seu caminho pelo quarto e consiga comer, usar o banheiro e dormir em completa escuridão. Alguns terapeutas afirmam que essa prática pode curar doenças que vão desde fadiga e estresse até a dermatite. Outros enfatizam a natureza mais espiritual dos retiros e até sugerem que é possível alcançar "viagens astrais" e experiências extracorpóreas.

Flutuar no espaço. Se sete dias na escuridão total parece exagerado, tanques de flutuação oferecem uma versão atenuada da experiência. Estão disponíveis em spas e clínicas de terapia holística. Usuários normalmente ficam uma hora dentro do tanque e a experiência é relativamente barata. Os tanques de flutuação são enchidos com água contendo sal de Epsom (sulfato de magnésio) o suficiente para fazer com que os usuários flutuem. Como a água e o ar estão na mesma temperatura do corpo, depois de um tempo fica

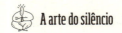 A arte do silêncio

difícil dizer onde termina a pele e começam o ar e a água. A câmara é também escura e possui isolamento acústico, para que as experiências se combinem e forneçam a máxima sensação de privação. Para atingir o mesmo efeito em sua banheira, você precisaria de, aproximadamente, 30 quilos de sal.

> Eu cuido de mim mesma. Quanto mais solitária, sem amigos e insustentada eu seja, mais irei me respeitar.
>
> Charlotte Brontë,
> *Jane Eyre*, 1847

Ruído branco. À primeira vista, isso pode parecer a antítese do silêncio. Trata-se de um termo técnico utilizado na física para se referir a um barulho que contém múltiplas frequências através de todo o espectro sonoro, todos com a mesma intensidade. Esse arranjo de sons é ouvido como um constante zunido, sibilo, ou som de "ch-". Embora possa parecer a última coisa que interesse a caçadores de silêncio, na realidade, o ruído branco é comumente utilizado como um antídoto para outros barulhos incômodos. Máquinas de ruído branco são vendidas como uma solução para o barulho de fundo dos escritórios, como um auxílio

Buscar a solidão nos espaços

para dormir e até como um método para eliminar o tinnitus ou zumbido nos ouvidos (que costuma ser causado pela superexposição a barulho).

O ruído branco também é utilizado por pais para ajudar recém-nascidos a dormir. Há muitos sites, vídeos no YouTube e aplicativos que tocam o ruído branco contínuo com essa finalidade. Outra maneira de criar ruído branco é mudar a frequência de uma rádio FM e deixá-lo tocando a estática. A teoria é que os bebês estão acostumados a escutar o silvo do sangue sendo bombeado através da placenta e outros ruídos biológicos de sua vida intrauterina; portanto, a falta de som pode ser inquietante. O ruído branco – ou outros sons contínuos e rítmicos, como os produzidos por máquinas de lavar, aspiradores e chuveiros – pode acalmar os bebês e ajudá-los a continuar dormindo. E, claro, talvez o método mais comprovado através do tempo seja o simples sussurro de "ch-ch-" para ajudar a acalmar um bebê irascível.

Aparentemente, somos atraídos por esse tipo de som, seja ele um ruído branco uniforme produzido por aplicativo ou máquina, ou um som mais natural, como as ondas perpassando as pedrinhas na praia ou o borbulho constante de um regato descendo a montanha. Eu arriscaria

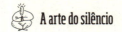 A arte do silêncio

dizer que tais sons são relaxantes precisamente por serem confiáveis e repetitivos. Após certo tempo, aprendemos a confiar no som – sabemos que nada inesperado ocorrerá; portanto, no fim das contas, relaxamos e paramos de escutar atentamente em busca de surpresas. Variações agradáveis no som, como aquelas que se pode escutar das ondas na praia ou do vento passando entre as árvores, não nos perturbarão desde que permaneçam dentro do espectro esperado. Talvez eles evoquem uma sensação de confiança e segurança, aprendida durante nossa estadia no ventre.

 ## Em resumo

Essa parte do livro analisou as maneiras práticas de introduzirmos mais silêncio à vida. Analisamos duas abordagens principais para alcançar tal feito – achar tempo para o silêncio e ir a lugares silenciosos –, ambas as quais podem nos ajudar a encontrar mais silêncio.

Criar tempo para o silêncio significa reconhecer o valor de criar brechas na rotina diária. Permitir que pausas se infiltrem no dia a dia provê espaço para reflexão. Ao fazermos menos, podemos obter muito mais das atividades que mantemos. Se nos permitimos tempo para refletir e nos

Buscar a solidão nos espaços

renovar, tornamo-nos mais conscientes das experiências presentemente vividas e desfrutamos mais da vida, em vez de correr desgovernadamente de uma atividade para outra.

A segunda abordagem envolve a busca consciente de maneiras para passar o tempo em ambientes mais silenciosos. Alguns dos exemplos citados, como viver em uma caverna ou visitar uma câmara anecoica, podem não ser escolhas óbvias ou prováveis. Incluí essas ideias mais extremas para despertar a reflexão. Quando nos tornamos mais conscientes dos ambientes em que passamos nosso tempo, começamos a fazer escolhas mais sábias sobre a maneira como vivemos. Em muitos casos, o ambiente em que escolhemos estar terá um enorme efeito sobre as atividades que ali desenvolveremos e a maneira como pensamos e nos comportamos. Decidir estar em um ambiente mais pacífico pode nos ajudar a cultivar uma sensação de paz e silêncio dentro de nós mesmos.

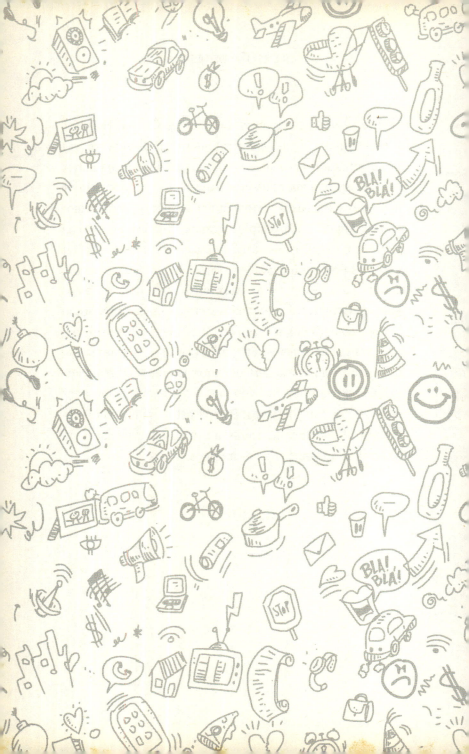

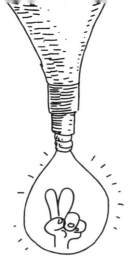

> Se você consegue sentar em silêncio com uma pessoa por meia hora e mesmo assim permanecer inteiramente confortável, você e essa pessoa podem ser amigos. Caso não consiga, amigos vocês nunca serão, e você não precisa perder tempo tentando.
>
> L. M. Montgomery,
> *The Blue Castle*, 1926

Pode parecer contraintuitivo perder tempo pensando em palavras e discursos em nossa busca pelo silêncio. No entanto, conversas podem criar e definir nossos relacionamentos, o que as torna extremamente importantes. A qualidade do nosso discurso e a maneira como escutamos e somos escutados está intimamente ligada à maneira como vivemos o silêncio. Se somos incapazes de cultivar relacionamentos pacíficos, não conseguiremos encontrar paz dentro de nós mesmos. Vejamos como podemos cultivar relações pacíficas – tanto utilizando palavras quanto na ausência delas.

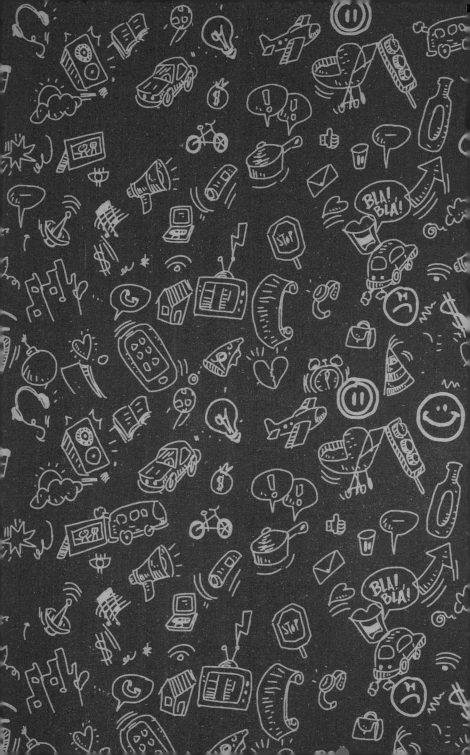

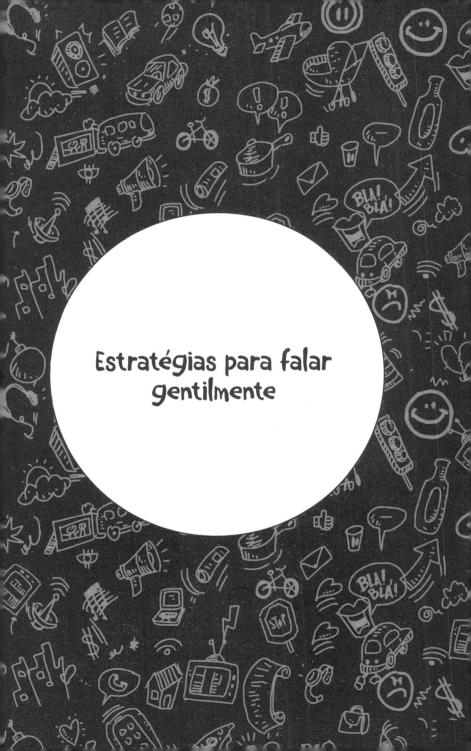

Estratégias para falar gentilmente

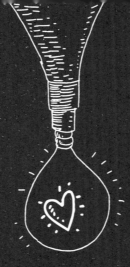

O silêncio nem sempre é um estado positivo. É provável que todos nós já estivemos em situações em que a raiva nos levou a nos afastar dos outros. Quando nos sentimos machucados ou feridos, desconectamo-nos das outras pessoas para tentar nos proteger. Essa situação pode ser profundamente dolorosa. Uma parte de nós anseia por se reconectar, mas a raiva constrói uma parede em torno de nós e afasta os outros. Ficamos trancados em nossa própria torre de isolamento. Quando outros agem assim em relação a nós, pode ser muito difícil penetrar suas defesas. Quando crianças agem assim, dizemos que elas estão emburradas – adultos podem ser classificados como amargos ou rancorosos. Uma vez que a comunicação segue por esse caminho, o silêncio pode se tornar um estado hostil – uma maneira de punir outras pessoas.

Obviamente, esse não é o tipo de silêncio que desejamos. O silêncio que traz calma e paz floresce a partir de

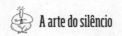
A arte do silêncio

uma base de conexão; portanto, para atingi-lo, primeiro precisamos trabalhar a maneira como conversamos e nos relacionamos com aqueles à nossa volta.

Palavras gentis

Falar gentil e respeitosamente com as pessoas à nossa volta parece ser senso comum; porém, nem sempre é tão simples de ser feito. Se não tomarmos cuidado com as palavras, pode ser fácil reagir intempestivamente a situações desafiadoras. Se, todavia, continuarmos tentando falar mais gentilmente, é provável que nos tornemos hábeis nisso. O simples compromisso de falar com consideração acarreta grandes mudanças. O silêncio é um companheiro útil na missão de melhorar a qualidade de nosso discurso. Pausar durante a conversa é uma oportunidade para respirar e perceber nossos sentimentos imediatos. Podemos utilizar as pausas para "conferir" como estamos e também como está a outra pessoa que faz parte da conversa.

Por que às vezes dizemos coisas que não ajudam?

Quando nos comunicamos com outra pessoa, algumas vezes articulamos ideias sem realmente tomar a decisão de falar e dizemos a primeira coisa que vem à cabeça, sem aplicar qualquer tipo de filtro. Isso funciona bem se estamos nos

Estratégias para falar gentilmente

sentindo calmos e amistosos em relação ao interlocutor. Se, porém, a situação trouxe à tona algum sentimento negativo do passado (seja ele recente ou não) e ficamos chateados ou irritados, possivelmente nos veremos recorrendo ao "roteiro". Isso ocorre quando soltamos uma resposta como se estivéssemos lendo as falas de uma peça. Pode ser apenas o tom ou a inflexão que sai automaticamente, ou podemos repetir as exatas palavras que nos recordamos de ouvir quando crianças, ou o que lemos no jornal ou escutamos um amigo falar semana passada. Tais palavras podem ser impensadas e pouco prestativas na situação em questão. O interlocutor pode também reagir com uma fala precipitada. Isso agrava a situação gradativamente e todos ficam suscetíveis a dizer algo de que irão se arrepender mais tarde.

O silêncio pode nos ajudar a refletir melhor antes de falarmos. Não precisa ser um silêncio comprido – algumas vezes, uma pausa momentânea nos fornece tempo suficiente para entender como estamos nos sentindo e impede que esses sentimentos ditem o tom e o conteúdo de nossos discursos. Em dados momentos, pode ser que notemos tarde demais que já estamos falando o "roteiro". Podemos até reparar no tom da nossa própria voz e reconhecer que parece algo que escutaríamos em uma novela. Sentir-se sobre um palco pode ser um indicativo de não estar respondendo de maneira autêntica.

Forjar o compromisso de falar gentilmente não é uma ideia nova. Muitas religiões e filosofias adotam regras para

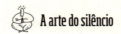 A arte do silêncio

discursos positivos. Há até um guia vitoriano para o discurso, presente em um poema.

É verdadeiro? É necessário? É gentil?
Oh! Espere, criança querida, espere um momento,
Antes de dizeres palavra
Que de alguma forma cause o mal
Ao pobre, ou ao fraco;
E nunca digas de ninguém
O que não dirias sobre ti,
Antes de fazer-te a pergunta,

"É verdadeira a acusação?"
E se verdade for, pois creio eu
Que não contarias uma mentira;
Diante das fraquezas que expõe
De amigo ou inimigo;
Ainda assim tomes muito cuidado;
Pausa e mede bem tuas palavras,
E pergunta se é necessário,
O que está prestes a dizer.

E se necessário for,
Ao menos a teu ver,
Ainda assim não fale inadvertidamente
De amigo ou mesmo adversário,
Até que busques em sua alma secreta
Por alguma desculpa que possas descobrir;

Estratégias para falar gentilmente

E antes da palavra impensada dizeres,
Pergunta a ti, "É gentil?"
Quando tiveres feito essas três questões
Verdadeiro-Necessário-Gentil
Perguntadas com toda a sinceridade,
Creio que descobrirás,
Que não é nenhum sofrimento obedecer
O comando de nosso Abençoado Senhor, –
Não dizer mal de homem nenhum;
Não, nem uma única palavra.

Mary Ann Pietzker
Miscellaneous Poems, 1872

Silêncio e não agressão

Embora um silêncio hostil possa ser desconfortável e improdutivo, devemos ter em mente que, algumas vezes, é melhor não dizer nada do que dizer algo danoso. Podemos nos lembrar de uma regra da infância que ensinava que, se você não tem nada de bom a dizer, é melhor não dizer nada.

É interessante pensar no silêncio em um contexto mais amplo de não agressão. O que quero dizer com não agressão? Como código de comportamento, a não agressão não costuma ganhar muita atenção. Você não irá ganhar um prêmio por não fazer algo ruim. Pode parecer que não

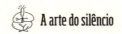

agredir é menos importante do que resolver problemas ou fazer o bem, mas o fato é que não adicionar mais dificuldades a esse mundo pode ser muito significativo e poderoso. Isso se relaciona com nossa discussão anterior (ver página 46), em que tratamos de como agregar atividades mais saudáveis, como estar na natureza, pode reajustar o equilíbrio do cotidiano e remover as mais exaustivas e barulhentas. A não agressão é uma outra maneira de pensar sobre o silêncio – trata-se de um modo de não adicionar ações perturbadoras ou incômodas extras à nossa vida.

Quando praticantes espirituais tomam a decisão de iniciar longos retiros de silêncio ou mesmo de habitar cavernas, por exemplo na prática ermitã, eles estão executando a ideia de não agressão de uma maneira bem óbvia e extrema (ver página 72). Entretanto, podemos também levar tal prática de não agressão a um nível sutilíssimo – mesmo às nossas conversas com amigos e familiares. Talvez, a coisa mais surpreendente da não agressão seja a sua enorme capacidade de empoderamento. É fácil sentir-se abatido e ineficaz ao escutar sobre os problemas do mundo. No entanto, quando decidimos não aumentar, o mínimo que seja, esses ou outros problemas, assumimos total responsabilidade por nós mesmos. Estamos fazendo o que podemos.

Isso não quer dizer que a não agressão deva ser confundida com passividade ou inércia, já que, em determinadas circunstâncias, não agir pode causar mais danos.

Estratégias para falar gentilmente

As mentiras mais cruéis costumam ser
contadas em silêncio.

Robert Louis Stevenson,
Virginibus Puerisque and Other Papers, 1881

Conforme nossas interações com os outros se tornam mais complexas, haverá momentos em que deveremos quebrar o silêncio para seguir praticando a não agressão. Uma política abrangente de silêncio não é o mesmo que aceitar a injustiça passivamente. Isso seria simplista e não ajudaria. Manifestar-se ao testemunhar algo errado é tanto apropriado quanto nosso dever como cidadãos. A questão é que devemos utilizar nosso silêncio para entender a situação corretamente. É o ego que deve ser silenciado, para que, quando agirmos ou nos manifestarmos, façamos isso de maneira sábia e carinhosa, e não movidos por raiva e ódio.

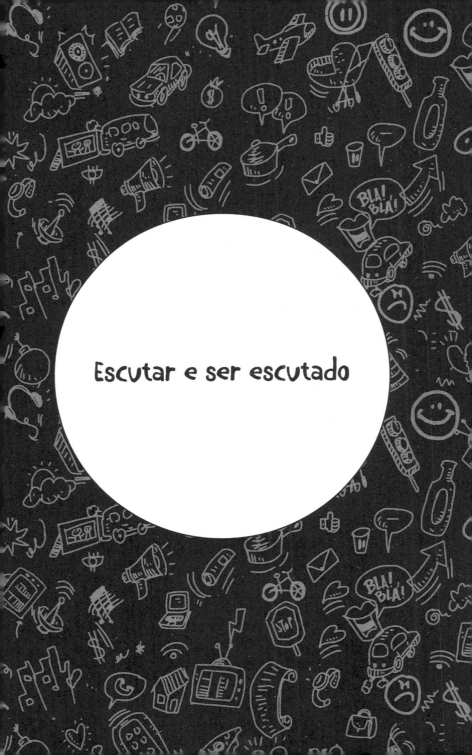

Escutar e ser escutado

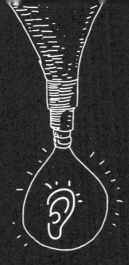

Escutar e ser escutado estão intimamente conectados ao conceito de silêncio. Nesse caso, o silêncio se torna um estado receptivo. Escutar não se trata apenas de ouvir o que a outra pessoa está dizendo.

    É muito comum que, durante uma conversa, em vez de escutarmos, fiquemos esperando a outra pessoa terminar de falar para que comecemos a discorrer sobre nossas ideias. Prendemo-nos com firmeza à nossa opinião e analisamos rapidamente as ideias do outro para ver o quão bem elas se encaixam às nossas. Ou, independentemente de quais ideias ele possa ter, utilizamos sua afirmação como um trampolim para lançar nosso ponto de vista.

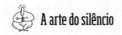 A arte do silêncio

"Sim... mas e o impacto sobre a libra?"

"Isso pode ser verdade, porém você não considerou o efeito que terá sobre a biodiversidade de florestas tropicais."

"Não, você entendeu tudo errado."

"Concordo plenamente."

Todas essas afirmações sugerem que o falante está preso à sua visão e não está de fato escutando com o objetivo de entender o que o outro pensa. Até o comentário final, "Concordo plenamente", indica que o falante está medindo e avaliando os comentários do interlocutor em relação à sua opinião.

Contudo, o escutar de verdade abrange uma predisposição para a mudança – isto é, permitirmo-nos o potencial de mudar de ideia ou entender. Mesmo que a outra pessoa pareça ter, inicialmente, posições contrárias às nossas, ainda assim podemos aprender algo com elas. No pior dos casos, aprenderemos a compreender melhor por que ela tem tais posições.

Podemos aprender muito se cultivarmos uma curiosidade real sobre o que o outro pensa e o motivo de nos fecharmos em opiniões divergentes. Apesar de, inicialmente, talvez parecer que não estamos tão convictos de nós mesmos e de nossas opiniões, a verdade é justamente o oposto;

afinal, a relutância de ouvir com atenção ao que os outros estão dizendo origina-se de uma insegurança sobre nós mesmos. Talvez pensemos que reconhecer pontos de vista divergentes enfraquecerá a nossa visão de alguma maneira. Secretamente, tememos que nossa visão não seja capaz de suportar a existência de outros pontos de vista – portanto, tentamos negá-los, afastá-los e, ao fazê-lo, possivelmente rotulamos em segredo a outra pessoa de "idiota" ou "cabeça dura".

Escuta ativa

O conceito de escuta ativa é empregado em uma vasta gama de situações terapêuticas, incluindo a psicoterapia, e por médicos, dentistas, tutores, *coaches* e muitos outros. Ele também pode ser utilizado de maneira mais geral, em conversas diárias com colegas, amigos, parceiros e crianças, pois ajuda a estabelecer uma comunicação mais efetiva e encoraja a conexão.

O emprego da palavra "ativa" reflete o fato de que escutar é uma atividade dinâmica – em que quem ouve deve encontrar um meio-termo com quem fala. Os diferenciais da escuta ativa são prestar bastante atenção ao que o falante está dizendo e tentar entender o significado por trás de suas palavras, tom e linguagem corporal. Quem escuta pode validar o que foi dito com gestos e expressões faciais.

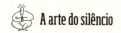
A arte do silêncio

Muitas vezes, costuma envolver paráfrases e repetições de palavras ditas pelo falante, o que serve para demonstrar que quem escuta está de fato prestando atenção e para confirmar o que foi compreendido. O escutador também pode fazer perguntas relevantes e exploratórias e levar em consideração o sentimento velado subjacente às palavras. Durante tais diálogos, o falante pode esclarecer a afirmação inicial, enfatizar algum aspecto ou até mesmo mudar de ideia completamente.

"Ah, entendi. Como você se sentiu em relação a isso?"

"Parece que não era o que você esperava."

"Interessante. Como funciona?"

Obviamente, um fator-chave nesse tipo de escuta é fornecer espaço suficiente ao falante para que ele articule suas ideias. Nessa hora, é necessário reprimir nossas opiniões – devemos manter o silêncio. Esse silêncio, porém, não se trata apenas de esperar que o falante termine para que possamos dizer o que pensamos – é uma espécie de silêncio vazio, em que, por um momento, abrimos mão de nosso ponto de vista e tentamos ver o mundo através dos olhos do falante. A escuta ativa não é um conjunto de técnicas ou regras para se aplicar à conversação: ela deve se basear em aceitação e curiosidade reais pela experiência do outro. Caso contrário, parecerá condescendente e inautêntica.

Escutar e ser escutado

Dito isso, escuta ativa não significa necessariamente que você deve concordar com tudo que o falante tem a dizer. Em momentos de conflito, você com certeza não concordará; porém, isso não quer dizer que a escuta ativa é impossível ou redundante. Na verdade, nessas horas torna-se mais importante tentar ouvir com atenção. Caso você se permita ver as coisas do ponto de vista do seu interlocutor, pode ser mais fácil expressar suas opiniões divergentes de uma maneira que facilite para ele aceitá-las. Ao tentar entender o falante com afinco, você pode descobrir – para sua grande surpresa – que suas ideias não estão tão arraigadas quanto você imaginava previamente.

> Temos duas orelhas e uma boca,
> portanto deveríamos escutar mais que falar.
>
> Zenão de Cítio,
> filósofo grego, 336-265 a.C.

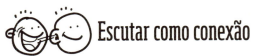 ### Escutar como conexão

Alguns podem ter a visão de que a conexão com os outros é construída a partir de uma base de ideais e experiências compartilhadas – que, para estar realmente "em sintonia" com alguém, devemos "pensar como eles". Todavia, ao escutarmos com atenção, é possível descobrir que esse não é o caso. Se abrirmos mão de nosso ponto de vista

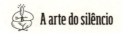 A arte do silêncio

(mesmo que por um instante) ao mesmo tempo em que, respeitosamente, consideramos o de outra pessoa, podemos descobrir que, apesar dos detalhes das nossas opiniões serem bem diferentes, somos todos guiados por motivações similares – ser feliz, sentir-se seguro e sentir-se amado.

Ficar em silêncio, abrir mão de nós mesmos ou do ego por um momento e permitir que experimentemos o mundo através dos olhos de outra pessoa pode nos ajudar a atingir maior conexão e a notar que a experiência compartilhada de ser humano e ter os mesmos medos, desejos e sonhos básicos transcende os detalhes daquilo que pensamos sobre assuntos específicos. Uma vez que somos capazes de reconhecer um sentido de propósito compartilhado em cada um de nós, torna-se muito mais fácil trabalharmos juntos para resolver qualquer diferença exterior.

> Seja silencioso e seguro – o silêncio nunca lhe trairá;
> Seja fiel à sua palavra, ao seu trabalho
> e ao seu amigo;
> Mas confie menos naquele que é o
> primeiro a elogiá-lo,
> Tampouco julgue um caminho até
> que ele chegue ao final.
>
> **John Boyle O'Reilly,**
> *Life of John Boyle O'Reilly*, **1891**

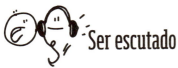

Ser escutado

Tenho me concentrado no papel do escutador; mas como é estar do outro lado – de quem está, ou não está, sendo ouvido?

Expressar-se é um direito fundamental do ser humano. Ao redor do mundo, as pessoas fazem campanhas e, às vezes, até sacrificam a vida pelo direito de serem escutadas. As pessoas protestam contra a censura que as proíbe de expor suas ideias na arte e na literatura. Muitos lutaram e morreram pelo direito ao voto e à voz política.

Por que é tão importante ser escutado? Em certo nível, é possível perceber que não conceder o direito à voz é parte de um cenário de opressão e exploração. Ao longo da história, aqueles a quem se negou o direito de expressão também tiveram outros direitos básicos negados, como liberdade e proteção de agressões.

No entanto, não ser escutado também nos afeta em uma escala menor, em nível interpessoal. Ser ignorado pode ser extremamente incômodo. Caso ocorra regularmente, podemos começar a nos sentir indesejados. Isso mina a autoestima. Compensar tal sentimento pode resultar em atitudes como agir de maneira violenta, exigir atenção, deprimir-se e retrair-se.

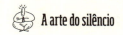
A arte do silêncio

A arte da conversação é a arte de escutar, assim como a de ser escutado.

William Hazlitt,
"On the Conversation of Authors", 1820

Escutar como contenção

Quando alguém nos escuta, não está apenas validando nossa opinião ou experiência, mas também nos validando em nível mais basal. Está nos reconhecendo como pessoa. Está nos mostrando que nossas opiniões e visões são aceitáveis, que nós somos aceitáveis.

Esse tipo de escuta se torna uma dádiva de aceitação incondicional. Não significa que quem escuta necessariamente concorda com tudo que estamos falando, mas que entende e aceita que chegamos a tais pensamentos e sentimentos particulares por causa do que nos ocorreu antes na vida. É inteiramente razoável que sejamos da maneira como somos.

A aceitação incondicional é o que mães (e pais) oferecem ao segurarem seus bebês recém-nascidos nos braços. Eles permitem que seus bebês sejam quem quer que sejam. Em termos terapêuticos, isso é conhecido como contenção. A verdadeira escuta é uma maneira de conter o falante. Não somos mais bebês, porém ainda nos beneficiamos de sermos segurados dessa forma. Nenhum de nós é perfeitamente seguro ou cem por cento confiante. A maioria tomou tombos pelo caminho até se tornar adulto, e pode ser que tenhamos hábitos contraproducentes que nos impedem de atingir o máximo potencial em algumas áreas da vida.

O processo de ser escutado dá continuidade ao trabalho que nossos pais iniciaram ao nos segurarem quando bebês. Ser escutado ajuda a aumentar a autoestima e nos faz sentir mais confiantes e valorizados. Isso ocorre em qualquer lugar que encontremos um ouvido receptivo: um relacionamento terapêutico formal ou na companhia de amigos, familiares e até de um desconhecido sentado à nossa frente no transporte público. É claro, na psicoterapia, a natureza regular e confidencial da escuta torna-se uma ferramenta poderosa de recuperação e mudança. Em escala menor, porém, a escuta que nos é oferecida por pessoas que permeiam nosso dia a dia também pode ter um grande impacto.

Conversas do dia a dia

Não seria possível ou apropriado empregar tais técnicas de escuta ativa em cada uma das conversas que estabelecemos no cotidiano?

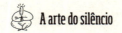

"Você poderia me passar a mostarda, por favor?"

"Você gostaria de um pouco de mostarda. Como a mostarda faz você se sentir?"

Na verdade, exagerar e dar muita importância a conversas triviais seria contraproducente. Seu interlocutor acharia que você não está compreendendo o que ele quer dizer ou que está caçoando dele.

Acredito que se esforçar para escutar o outro com atenção pode de fato fazer diferença na qualidade de nossos relacionamentos – porém, devemos fazer isso com autenticidade. Ao praticar a fala cuidadosa e prestar atenção, podemos despertar a nossa curiosidade natural pelas outras pessoas. Com isso, torna-se claro para nós quando é importante escutar atentamente às declarações do interlocutor e quando é apropriado considerá-las pelo seu valor aparente. Nosso trabalho não é ser o terapeuta do mundo inteiro; porém, podemos nos responsabilizar por não causar mais danos ao planeta. Com predisposição a escutar quando necessário, dá para tornar o mundo um lugar mais amigável e compassivo.

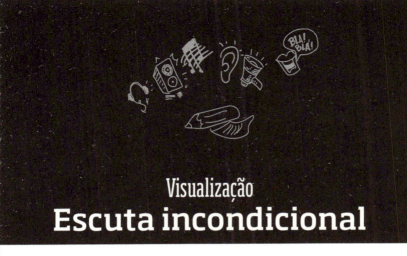

Visualização
Escuta incondicional

Para este exercício, você deve achar alguém que não esteja falando. Pode ser uma pessoa que se encontra dormindo ou absorta em uma atividade; alguém incapaz de falar devido a uma doença ou à idade; alguém que você conhece ou um desconhecido, como a pessoa sentada à sua frente no ônibus. Você pode realizar qualquer uma das fases do exercício pelo tempo que desejar.

Sente-se próximo ao sujeito e repare na respiração fluindo para dentro e para fora do corpo dele. Lembre-se que esse ser foi um bebê um dia, fragilmente deitado nos braços da mãe. Ao inspirar, aceite que, assim como você, ele um dia foi (ou ainda é) um bebê. Ao expirar, deseje o bem para esse bebê.

Inspire e considere rapidamente as durezas e os pesares que ele sofreu ou sofrerá, do início de sua vida até o fim. Envie-lhe compaixão enquanto você respira mais uma vez.

Inspire e pense nas alegrias que ele já deve ter experimentado e experimentará no futuro, assim como você também vive experiências alegres às vezes. Expire com alegria.

Agora, ao inspirar, sinta o peito se abrir aceitando todas as experiências que podem acontecer – sejam elas bem-vindas ou não. Expire e envie esse consentimento ao sujeito.

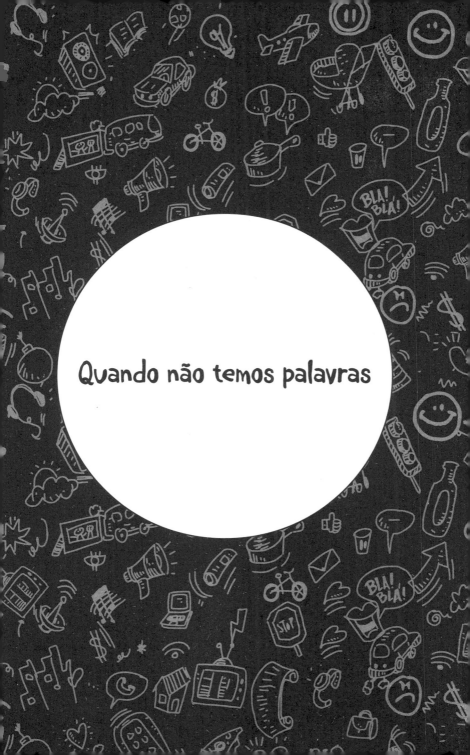

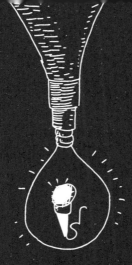

A fala é uma parte fundamental da maneira como nos comunicamos; porém, há muitos entre nós que não falam. Como é o mundo para aqueles que não podem falar ou escolhem não o fazer? A maneira como nos relacionamos com os mudos pode nos dizer algo sobre a nossa relação com o silêncio e o modo como estimamos as palavras.

A criança pré-verbal

Anteriormente, mencionei o "silêncio" do ventre (ver página 81). Os bebês vêm a este mundo sem a capacidade mental ou a habilidade física de formar palavras. Ao completarem o primeiro aniversário, a maioria sabe ao menos uma ou duas palavras.

É difícil dizer exatamente como é o mundo para a criança pré-verbal. Nenhum de nós se lembra desse período da

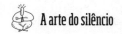 A arte do silêncio

vida – ou, talvez, tenhamos a lembrança, mas já não sejamos capazes de interpretar as memórias da fase pré-linguística. Conforme adquirem novas palavras, nota-se que o relacionamento entre os bebês e um objeto (ou conceito) nomeado muda. Ele se torna mais distinto e rígido. Os bebês tendem a apontar enquanto nomeiam as pessoas e os objetos – "mamã", "papá", "au-au", "água". É como se estivessem definindo a si próprios e ao mundo ao mesmo tempo. Com a aquisição da linguagem, também cresce o sentido de eu. Aquilo é um copo; não sou eu. Aquilo é um gato; ele não sou eu.

Portanto, em um mundo sem palavras, talvez a fronteira entre eu e o outro seja mais fluída. O ato de rotular algo está intrinsecamente ligado com tornar-se separado dele. Assim, ficamos livres para criar uma relação com aquilo. Dessa forma, durante a primeira parte da vida, passamos de existência como entidade indistinta – inominada e "em um com tudo" – para a criação do eu individualizado, ou um ego, conforme construímos a linguagem. É curioso que a rota espiritual no budismo, e também em outras religiões, tem por objetivo superar e transcender esse sentido de eu. Podemos, portanto, pensar que seria mais fácil se pudéssemos simplesmente nos manter no estado pré-verbal desde o início – mas parece que não podemos apenas pular essa etapa de construção do ego. Devemos criar um sentido de eu que seja tão forte e seguro que, afinal, possamos nos libertar dele. Teremos problemas em superá-lo caso ele ainda não esteja inteiramente formado.

Quando não temos palavras

Como a idade afeta o discurso

Ao nos aproximarmos do fim da vida, a fala tende a se tornar mais lenta. Condições como a perda de memória podem afetar o discurso – e ele pode ser totalmente perdido em caso de demência severa. Entre os que não estão sofrendo de danos cognitivos, pode simplesmente haver uma sensação de que o discurso não é tão necessário. Talvez, ao envelhecermos, não fiquemos mais tão aflitos para oferecer nossas opiniões como um dia costumávamos ficar. De acordo com a versão socrática da sabedoria, somos sábios ao aceitar que há coisas que não sabemos. Conforme acumulamos experiência, com sorte também ganhamos mais equanimidade – não nos preocupamos tanto como antes com as coisas que não podemos mudar.

Nossa tendência é pensar na fala como parte fundamental de ser humano; entretanto, ao analisarmos o curso da vida, verificamos que a fala é algo transitório, pois começamos e terminamos nossa trajetória em silêncio. Para os bebês, aprender a falar está intrinsecamente ligado à crescente percepção do eu. Talvez esse processo ocorra ao reverso na velhice – conforme a fala torna-se menos importante como meio para nos definirmos, o ego torna-se menos dominante. Reconhecer esse elo entre apresentar nossas ideias e opiniões e nossa percepção do eu e do ego pode ajudar a nos desprendermos um pouco desse apego ao discurso.

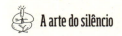 A arte do silêncio

Nossa cultura se relaciona de maneira incômoda com a sabedoria e a idade. Embora gostemos de pensar de acordo com o arquétipo do ancião sábio, na verdade, as pessoas jovens costumam agir como se o oposto fosse verdade em relação aos mais velhos. Hoje em dia, há uma crença enraizada de que as pessoas mais velhas têm capacidade mental menor. Isso está refletido na difusão do *"elderspeak"*, um método de fala infantilizada e exagerada direcionado aos idosos, independentemente de suas habilidades cognitivas. Essa atitude pode ser detectada em diversos espaços públicos – bancos, bibliotecas e ônibus. É tão dominante nos lares de idosos que muitas pessoas que ali vivem se habituam a ele.

"E o que tomaremos de café da manhã hoje, queridinha?"

"Vamos ter uma grande sessão de cantoria, não é mesmo?"

Algumas pessoas consideram essa maneira de falar reconfortante e acalentadora, enquanto outras acham-na desrespeitosa. Alguns ficam tão irritados com ela que acabam respondendo de maneira agressiva – o que os faz serem taxados de "difíceis" e "encrenqueiros".

Conscientizarmo-nos da maneira como falamos com as pessoas pode ajudar a nos comunicarmos de maneira mais autêntica. Em alguns momentos, talvez seja apropriado falar

Quando não temos palavras

de modo familiar e carinhoso – em outros, esse tipo de discurso é indesejado e fora de contexto. Momentos de silêncio podem nos conduzir a determinar a atitude da pessoa com quem falamos e a encontrar o melhor tom.

Em parte por causa do estigma que cerca o envelhecimento, muitas pessoas temem ficar velhas. Esse medo, por sua vez, contribui para uma falta de apreço pelas qualidades da velhice. Um movimento em direção à vida taciturna é considerado um sinal de ser menos produtivo e menos capaz de contribuir para a sociedade. Isso mostra a nossa inquietação com esse aspecto do silêncio. Identificar essa atitude dominante pode ajudar a desfazer nossos julgamentos quanto ao silêncio de outras pessoas. Podemos nos tornar mais sensíveis à maneira como respondemos à taciturnidade e não apenas utilizá-la como uma oportunidade para preencher o silêncio com nossos discursos e opiniões. É necessário mostrar respeito pelo silêncio dos outros, em vez de falar negligentemente por cima, como se ele fosse um sinal de vacância.

Aprender com os animais

Muitas pessoas buscam a convivência com animais precisamente por gostarem de sua companhia silenciosa. Animais não são apenas incapazes de falar; eles também parecem ser, na maioria, livres de ego. Os humanos têm forjado relacionamentos com animais desde os primórdios

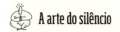

da civilização – há evidências de que os caçadores-coletores domesticaram os lobos, os ancestrais dos cães domésticos, na Europa há 20-30 mil anos.

Talvez não seja surpreendente que cachorros e cavalos, ambos tendo servido como animais de estimação e companheiros de trabalho por milhares de anos, sejam criaturas particularmente empáticas. Recentemente, os cavalos têm sido cada vez mais utilizados em programas terapêuticos. A terapia equina tem se mostrado muito eficiente, até mesmo em casos de trauma e sofrimento extremos e com pacientes com dificuldades para interagir socialmente.

O fato interessante sobre a terapia equina é que ela trabalha com cavalos que têm permissão para se comportar como se fossem "selvagens". Eles nunca são cavalgados, selados, arreados ou vestidos com antolhos nem domados e obedientes. Na realidade, é oferecido a eles o máximo de liberdade e autonomia possível. Por esse motivo, é permitido que respondam aos humanos da maneira que julgarem melhor. A consequência disso é que oferecem uma resposta totalmente autêntica. Então, se, por exemplo, um paciente acha difícil se relacionar com outras pessoas porque tem dificuldade de captar sinais sociais, um terapeuta pode mostrar a ele o que está acontecendo quando tentar as mesmas táticas com o cavalo. O paciente logo aprende que, se quiser ganhar a confiança do animal, terá de ser tranquilo e prestar muita atenção à maneira como o cavalo responde a ele. Se o humano for ameaçador ou desrespeitar o animal de qualquer forma, o cavalo simplesmente se afastará. Se ele parece pouco confiante ou desconfiado, o cavalo irá manter distância. Gradualmente, com a ajuda da resposta do animal, o paciente aprende a modificar seu comportamento para que o cavalo aprenda a confiar nele e, assim, estabeleçam um relacionamento.

Apesar do terapeuta ter um papel claro na interpretação e condução do relacionamento, é o cavalo quem passa os ensinamentos – tudo sem dizer nenhuma palavra. Se estamos preparados para "escutar", podemos aprender muito com os animais e o modo como eles interagem conosco.

 Falar por sinais

Eu falei sobre como iniciamos e terminamos a vida em silêncio; entretanto, algumas pessoas nunca adentram o reino do discurso oral. A surdez afeta um número significante de indivíduos. Há muitas variações da capacidade auditiva: desde a dificuldade de escutar até a surdez completa. Para alguns, essa condição vem com a idade ou por causa de uma doença ou acidente. Outros nascem sem poder ouvir. Em geral, a perda da audição é vista como um distúrbio. No entanto, ela também apresenta uma oportunidade de desenvolver outra maneira de interagir com o mundo.

Apesar de parecer, para o mundo que escuta, que há pouca diferença entre a surdez adquirida e a congênita, na

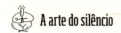
A arte do silêncio

verdade, essa distinção tem um significado enorme. Para aqueles que nascem Surdos (com um S maiúsculo, conforme a comunidade Surda tende a designar tal condição), a língua materna do país de origem pode não ser a principal. Nossa primeira língua é aquela que aprendemos ao nascer. Crianças Surdas não podem escutar ou adquirir a linguagem falada na mesma velocidade que seus companheiros dotados de audição; portanto, sua linguagem natural pode ser a de sinais. Por ser aprendido posteriormente, o idioma falado em seus países torna-se, na verdade, sua segunda língua. Por consequência, ler e escrever também é mais difícil para aqueles que nasceram Surdos, já que não adquiriram a linguagem da mesma forma. Parece-se mais com aprender, digamos, latim do que uma linguagem falada. Os Surdos podem, portanto, não ser totalmente fluentes no idioma predominante, e a palavra escrita é menos útil para eles como meio de comunicação do que se imagina. Crianças Surdas, em geral, deixam a escola com uma idade de leitura baixa e não conseguem acessar informações faladas ou fornecidas pela mídia da mesma maneira que aquelas que escutam.

A linguagem de sinais é um sistema linguístico que, em geral, faz uso da comunicação manual para transmitir significado. Utiliza formas e movimentos das mãos, braços e corpo, ao lado de expressões faciais. A linguagem corporal é formada por comunicação não linguística e é bem diferente. Assim como linguagens orais, as linguagens de sinais

Quando não temos palavras

evoluem nas respectivas comunidades que as utilizam; portanto, não há uma linguagem de sinais universal. Dados recentes revelam que há pelo menos 137 linguagens de sinais diferentes. Contudo, por causa da maneira como evoluíram, elas não equivalem às línguas faladas da comunidade em que se encontram. Existem até variantes regionais. Então, por exemplo, enquanto a Grã-Bretanha, os Estados Unidos e a Austrália têm o inglês como idioma comum, as linguagens de sinais dos três países são bem diferentes, com vocabulários e estruturas gramaticais distintas.

- Uma em cada seis pessoas da população do Reino Unido apresenta algum tipo de perda auditiva.

- Mais de 900 mil pessoas são severamente ou profundamente surdas.

- 90% das crianças Surdas nascem de pais que escutam.

- Aproximadamente 50 mil surdos do Reino Unido utilizam a linguagem de sinais britânica como sua língua principal ou predileta.

- O primeiro registro escrito de uma linguagem de sinais está em Platão e data do século V a.C.

Milhares de pessoas no Reino Unido utilizam a linguagem de sinais como sua principal língua, e os sinais são comumente vistos na televisão e em eventos. Contudo, nem

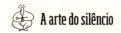 A arte do silêncio

sempre foi aceita na sociedade. Em 1880, uma conferência em Milão intitulada "On the Education of the Deaf" ["Sobre a educação dos Surdos", em tradução livre] reuniu 164 delegados de sete países (embora apenas um deles fosse de fato surdo). Após seis dias de debate, a conferência baniu o ensino da linguagem de sinais para crianças Surdas em escolas do mundo todo. Em vez disso, deveriam aprender apenas a ler lábios e a falar oralmente, pois acreditavam que isso resultaria em uma integração mais fácil com a comunidade auditiva. Todavia, a leitura labial não é infalível – em geral, é possível apenas captar por volta de metade das palavras proferidas. Durante quase um século, as pessoas Surdas batalharam contra o estigma e a repressão com o objetivo de reivindicar o direito de se comunicar por meio de sinais e estabelecer sua própria cultura. Hoje em dia, os educadores reconhecem que as crianças Surdas se beneficiam de uma abordagem mais flexível em relação à linguagem, uma que consiga incorporar um leque maior de métodos comunicacionais.

A habilidade de ler lábios e falar oralmente, indubitavelmente, ajuda na integração com a comunidade auditiva; porém, a inclusão da linguagem de sinais pode oferecer-lhes controle maior sobre a linguagem e facilidade de comunicação entre aqueles que a aprendem. A linguagem de sinais britânica foi reconhecida como língua oficial em 2003.

Para nós, pode parecer surpreendente que, por muitos anos, se tenha negado às pessoas Surdas o direito de se comunicarem de uma maneira que lhes parecia natural. Em vez de aceitar que uma linguagem silenciosa que segue outro modelo linguístico poderia fornecer uma comunicação efetiva, forçaram os Surdos a usar uma linguagem oral que nunca atenderia às suas necessidades de uma forma que não fosse limitada. De maneira similar à nossa atitude em relação à velhice, acredito que isso também reflete um desconforto com o silêncio e com qualquer desvio da norma padrão. Mesmo que não soframos de surdez, podemos aprender com a comunidade Surda. Quando o silêncio é imposto sobre nós, podemos utilizá-lo como uma oportunidade de desenvolver meios alternativos de "estar" com o mundo.

> Calmo de fato! Tão calmo que incomoda
> E atormenta a meditação com seu estranho
> E extremo silêncio. Mar, montanha e floresta,
> Esse populoso vilarejo! Mar, e montanha
> e Floresta,
> Com todos os incontáveis acontecimentos da vida,
> Inaudíveis como sonhos!

> **Samuel Taylor Coleridge,**
> **"Geada à meia-noite", 1798**

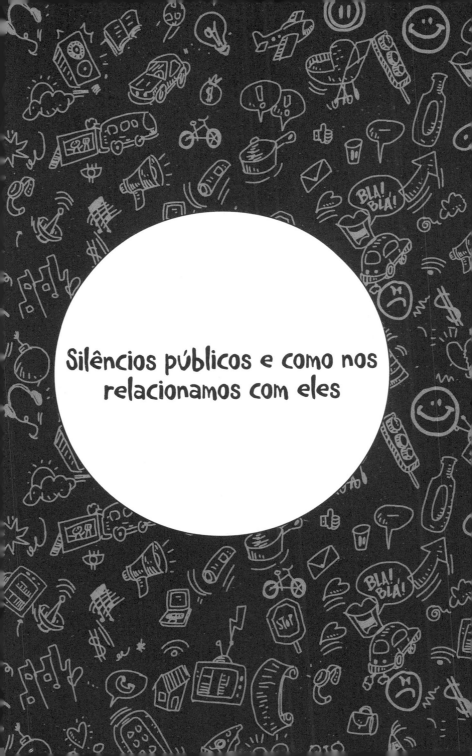

Silêncios públicos e como nos relacionamos com eles

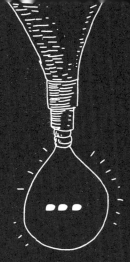

Em um mundo repleto de barulho, demonstrações públicas de silêncio podem ser muito poderosas. Silêncios inesperados podem, às vezes, ser estranhos e desconfortáveis. Eles penetram no mundo cotidiano e ganham ressonância mais profunda. A maneira como nos relacionamos com eles pode nos dizer algo sobre nós mesmos.

Transmissão interrompida

Já mencionei com que frequência buscamos o botão do rádio quando nos encontramos em uma situação silenciosa. Fato é que, em países desenvolvidos, aproximadamente 9 em cada 10 pessoas escutam rádio toda semana. Muitos o escutam para "ter companhia" quando estão sozinhos, para aliviar o tédio de dirigir ou para tornar a jardinagem ou outras tarefas mais interessantes.

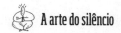
A arte do silêncio

Quando a rádio se torna inesperadamente silenciosa, a falta de barulho pode ser angustiante e, em alguns casos, até sinistra. Esses silêncios não planejados nas estações de rádio são conhecidos como *"dead air"* ["ar morto", em tradução literal] e causam bastante consternação entre produtores de rádio e também ouvintes. Em todo o país, ouvintes confusos começam a mexer nos botões dos aparelhos enquanto, nos bastidores, os radialistas trabalham apressadamente para tentar reestabelecer a programação. Quando a BBC Radio 4 ficou inesperadamente silenciosa uma noite, durante a transmissão de *Midweek,* em 2012, um usuário do Twitter indagou se uma guerra nuclear havia começado.

Embora o internauta provavelmente estivesse brincando, a pergunta, na verdade, traz conotações assustadoras. Suspeita-se que os comandantes dos submarinos contendo os mísseis Trident, responsáveis por operar as ogivas nucleares da Grã-Bretanha, utilizam a BBC Radio 4 como um indicador para saber se o país está ou não sob ataque nuclear. Se eles forem incapazes de sintonizar no programa *Today* por certo número de dias seguidos, devem concluir que não sobrou ninguém na BBC capaz de transmitir o programa e que a civilização britânica foi aniquilada. Nesse caso, terão de ir ao cofre especial a bordo do submarino e abrir a "carta de última instância". Essa contém as instruções seladas e escritas a mão pelo Primeiro-Ministro em relação ao Trident no caso de um ataque nuclear à Grã-Bretanha.

Silêncios públicos e como nos relacionamos com eles

Congelar no palco

Silêncios não planejados durante apresentações ao vivo podem ser ainda mais desconfortáveis. Um familiar me contou sobre um concerto a que foi recentemente. No começo do evento, o público, acomodado em seus assentos, esperava que a música começasse. Houve certa movimentação e algumas pessoas pigarrearam. O regente mantinha-se com os braços junto ao corpo. Os segundos passaram. O silêncio tornou-se palpável. Havia algum problema? Ouviu-se um estalo, provocado por um espectador reclinando-se na cadeira. O que o regente estava esperando? A atenção de todos estava focada nele. Alguns segundos mais... então, ele finalmente ergueu os braços e a música começou.

Esse silêncio um pouco prolongado teve o efeito de aumentar a tensão, fazendo com que os ouvidos de todos os presentes estivessem atentos à espera do primeiro acorde. Talvez essa fosse a intenção do regente; ou, quem sabe, ele estivesse apenas escutando para encontrar o silêncio perfeito para começar a peça. Quando ele chegou, a atenção do público estava afiadíssima. Para que uma apresentação possa verdadeiramente se sobressair, a qualidade do tocar deve ser alcançada pela qualidade do escutar – quiçá esse silêncio tenha sido a maneira de o regente conduzir o público, além da orquestra.

Silêncios não planejados, porém, podem ser profundamente desconfortáveis. Costuma ser o caso quando um ator congela no palco. Atores declaram que o medo de esquecer suas falas é um tema constante em seus pesadelos. Na realidade, você não precisa ser um ator profissional para ter tal sonho. Muitos de nós experimentamos sonhos sobre esquecer as falas em uma peça (eles são similares àqueles sobre, por exemplo, prestar uma prova sem ter estudado para ela).

"*Corpsing*" é outro problema relacionado ao tema. Isso ocorre quando um ator sai do personagem, ao rir em um momento inapropriado. Supõe-se que o termo surgiu por causa da situação em que um ator ri enquanto interpreta um personagem falecido no palco. Apresentadores de rádio e televisão também enfrentam tal situação em momentos sérios. Eles podem tornar-se incapazes de falar enquanto tentam segurar a risada e, então, explodir em gargalhadas incontroláveis.

Esses tipos de silêncios inesperados podem ser profundamente desconfortáveis. O motivo disso talvez seja que eles representem alguns de nossos medos mais arraigados. Um rádio silencioso pode até sugerir que o mundo como o conhecemos está se desintegrando. Em menor proporção, quando assistimos a uma peça, concordamos em suspender a descrença durante a apresentação; portanto, se um ator esquece suas falas, somos forçados a rapidamente retornar à superfície, saindo do mundo no qual estávamos imersos.

Tais experiências nos mostram o quão poderoso o silêncio pode ser. Quando somos confrontados com tais silêncios, podemos atentar às nossas respostas e aprender a partir delas. Por um breve momento, o silêncio pode corroer todas as nossas presunções relativas à maneira como o mundo funciona e deixar a dúvida pairando sobre tudo. Possivelmente, isso ocorre pois, no fundo, sabemos que o silêncio tem alguma associação com os grandes aspectos da vida. Ele anuncia transcendência, dissolução do ego e, por fim, a morte. Aprender a aceitar essas ideias não é uma tarefa pequena.

Silêncio coletivo

Prestar homenagem aos falecidos por meio de um ou dois minutos de silêncio coletivo é uma prática firmemente estabelecida na cultura ocidental. Entre as nações anglo-saxãs, a situação mais conhecida em que ocorre esse tipo de silêncio é na homenagem anual aos mortos na Primeira Guerra, no Remembrance Day – às 11 horas do dia 11 de novembro. Em todo o Reino Unido e em outras nações, as pessoas mantêm o silêncio, seja em missas especiais ou enquanto realizam as suas tarefas diárias.

No Remembrance Day, a Real Legião Britânica inicia os dois minutos de silêncio com "Last Post" – uma música tocada no clarim que, originalmente, marcava a verificação da última sentinela da noite e, portanto, o fim do dia. O silêncio de dois minutos é então concluído com outra peça

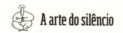

de clarim, o "Reveille". Essa era utilizada para despertar os soldados ao amanhecer. Assim, o período de silêncio entre as canções é, simbolicamente, uma vigília noturna.

Em todo o mundo, o momento de silêncio coletivo se tornou um método padrão para prestar homenagem aos falecidos em outras circunstâncias, especialmente se foram trágicas ou chocantes. É uma tradição comum entre populações compostas por pessoas de diferentes credos. Afinal, um momento de silêncio (em oposição a, digamos, uma oração) não exige que os participantes tenham crenças específicas e, dessa forma, é considerado inclusivo e acessível a todos. Em países como os Estados Unidos, em que Estado e religião são separados e orar é proibido em escolas estaduais, o momento de silêncio é uma maneira de introduzir um espaço de reflexão silenciosa.

Silêncios são, às vezes, mantidos em nível nacional ou até mesmo internacional, após a ocorrência de grandes desastres ou eventos trágicos. Por exemplo, em 16 de novembro de 2015, três dias depois de 130 pessoas serem mortas durante um ataque terrorista com bombas em Paris, um silêncio de dois minutos foi realizado em toda a Europa. Silêncios respeitosos também podem ser mantidos por grupos específicos em âmbito local; por exemplo, em uma organização educacional ou entre trabalhadores.

Minutos de silêncio costumam ser realizados antes do início de partidas de futebol. O silêncio praticado entre milhares de pessoas pode ser uma experiência extremamente

Silêncios públicos e como nos relacionamos com eles

poderosa. Ele permite que haja reflexão pessoal e luto, ao mesmo tempo que a experiência compartilhada ergue uma espécie de energia coletiva pelo estádio. Contudo, nem todos os silêncios ocorrem conforme planejados – na verdade, eles são comumente interrompidos por cantos, gritos e até vaias. Isso pode ocorrer em resposta à tensão existente entre os torcedores devido ao jogo que está prestes a começar. Em outras ocasiões, a intervenção sonora pode ser interpretada como um gesto político. Quando torcedores turcos vaiaram durante o silêncio feito em homenagem às vítimas do ataque terrorista de 2015 em Paris, seu barulho foi interpretado por alguns como uma resposta à "hipocrisia ocidental", que não foi capaz de reconhecer com igual decoro a morte de mais de cem turcos durante um bombardeio em Ancara apenas algumas semanas antes.

Em anos recentes, uma nova prática tornou-se comum nos campos de futebol. Em vez do tradicional minuto de silêncio, os torcedores oferecem um minuto de aplausos. Inicialmente, quando requisitados a prestar uma homenagem à vida de jogadores notáveis como George Best e Alan Ball, os fãs irromperam espontaneamente em palmas. Desde então, alguns times têm pedido especificamente por aplausos em vez de silêncio. Alguns sentem que se trata de uma alternativa positiva ao minuto de silêncio, já que permite aos torcedores celebrarem a vida dos falecidos. Além do mais, ao sufocar os gritos e cantos disruptivos, eles previnem o enfraquecimento da homenagem.

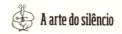 A arte do silêncio

Outros afirmam que os aplausos cumprem um papel diferente do silêncio. Este é especial e, ao mesmo tempo, um ato individual e coletivo. Em um silêncio grupal, cada indivíduo tem o poder de mantê-lo ou quebrá-lo, enquanto, nos aplausos, se alguém se recusa a participar, a diferença no volume não será digna de nota. Alguns críticos sugerem que o movimento para se distanciar do silêncio indica uma crescente inquietação em relação a ele. Talvez, hoje em dia, as pessoas o achem tão desconfortável que sejam incapazes de deter-se e manter-se caladas.

Silêncios respeitosos em circunstâncias cotidianas podem ser ainda mais difíceis de lidar. Se não estiver participando de uma missa, pode ser difícil saber quando o silêncio começa e termina. A interação entre aqueles que estão participando e os que não estão também pode gerar confusões. Em 2014, durante o Remembrance Day, uma senhora idosa dirigia seu carro na Kensington High Street, em Londres, quando escutou pela rádio que eram quase 11 horas da manhã. Ela virou em uma rua menor, encostou o carro em um local seguro e saiu para poder participar do silêncio, em respeito ao tio-avô que havia falecido protegendo outras pessoas durante a Primeira Guerra Mundial. De acordo com seu relato, um guarda de trânsito se aproximou e disse que ela não poderia estacionar ali, que era uma área proibida. Como ela não se moveu, ele a multou.

Quando eu tinha 15 anos, trabalhava como barista em um café dentro de uma estação ferroviária. Aconteceu que,

Silêncios públicos e como nos relacionamos com eles

porventura, meu turno regular caiu na manhã do Remembrance Sunday. Quando o relógio marcou 11 horas, a estação tornou-se notavelmente mais silenciosa. Muitas pessoas pararam onde estavam e abaixaram a cabeça. Porém, nem todo mundo. Uma mulher na casa dos 30 anos se aproximou do balcão e pediu que eu lhe preparasse um *latte* de avelã. Eu não quis dizer que estava respeitando os dois minutos de silêncio. No lugar, aceitei seu pedido e o pagamento de maneira monossilábica e me arrepiei quando o espumador de leite soltou seu apito pela estação silenciosa.

Visualização
O regente

Imagine que você seja um regente de orquestra. Ao entrar na sala de concertos, a orquestra se levanta e o público começa a aplaudir. Você atravessa a orquestra, passando pelo metal brilhante dos trombones e trompetes. Os músicos estão vestidos de preto, e os instrumentos, firmemente posicionados. Você passa pelos flautistas e oboístas e segue até os primeiros violinos, onde uma mulher toma a mão que você lhe oferece.

Você sobe ao pódio. Vira-se em direção ao público e reconhece as boas-vindas que lhe oferecem. Então, vira-se novamente em direção à orquestra. Você espera, aguardando o momento perfeito de silêncio. Como ele soa?

Silêncios públicos e como nos relacionamos com eles

 ## O intervalo da conversação

É claro que silêncios pré-arranjados não são o único tipo de silêncio que pode ocorrer em um grupo. Algumas vezes, quando há diversas conversas simultâneas, uma quietude inexplicável recai sobre o grupo e ocorre um momento ou dois em que todos se calam antes dos diálogos recomeçarem. Isso pode acontecer durante um almoço em grupo no trabalho, em um café ou na sala de aula. Há muitas teorias sobre por que isso ocorre.

Uma explicação supersticiosa é que o intervalo acontece porque todos os seres, de maneira consciente ou não, pausam para escutar os anjos cantarem. Uma outra superstição, essa dos Estados Unidos, é que esses silêncios costumam ocorrer aos vinte minutos de qualquer hora, pois marcam o momento em que Abraham Lincoln faleceu (o presidente dos Estados Unidos foi baleado em 14 de abril de 1865 e morreu na manhã seguinte, às 7h22).

Uma teoria mais científica seria que os humanos evoluíram de maneira a pausar a conversação de tanto em tanto tempo para escutar se há predadores ou tribos rivais por perto. Talvez a explicação mais plausível seja a do "efeito cascata". Como pausas são uma parte natural das conversas, às vezes as pausas de diálogos adjacentes coincidem. Quando isso ocorre, falantes que estão por perto notam a falta de barulho e a sua atenção é capturada. Instintivamente, eles começam a perceber essa incomum falta de som, assim contribuindo para o silêncio. O hiato então se espalha através do ambiente como uma onda, com mais e mais pessoas escutando o silêncio. É mais provável que isso aconteça em ambientes em que os falantes estão parcialmente aguardando para escutar algo, como um professor em sala de aula ou o início de uma apresentação.

O silêncio como negociação

Todas essas maneiras de utilizar o silêncio nos mostram o quão flexível e adaptável ele é. O silêncio não é uma única coisa. Ele não é um conceito fixo que podemos rotular de bom ou mal, útil ou inútil. Na verdade, tem muitas essências e aspectos distintos: cada tipo de silêncio tem enormes implicações na maneira como o experimentamos e interpretamos. Quando as pessoas se juntam, elas entram em uma espécie de negociação (normalmente, sem que haja algum reconhecimento explícito disso) de como utilizarão o silêncio na comunicação um com o outro. Essa negociação é contínua, conforme fazem pequenos ajustes à maneira como falam. Em dado momento, o silêncio torna-se um pacto coletivo. Nesses casos, ele é extremamente poderoso.

Silêncios públicos e como nos relacionamos com eles

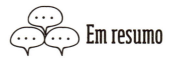 **Em resumo**

Nesta seção, explorei como podemos utilizar o silêncio como um princípio capaz de guiar nossas interações mútuas, de maneira a cultivar relacionamentos pacíficos. Também considerei como nos relacionamos com o silêncio das outras pessoas, tanto em situações privadas como públicas.

Os tipos de silêncio que experimentamos estão intimamente ligados à maneira como nos comunicamos com os outros. O silêncio pode ser utilizado como uma abordagem para o falar. Ele significa escutar, manter a mente aberta e, algumas vezes, ceder. Com ceder, quero dizer suspender o ego e as opiniões para que possamos ser receptivos às ideias e experiências de outras pessoas. Tais silêncios podem ser espaços de contenção e acalento, tanto para nós, como para os outros.

A segunda metade da seção analisou as diferentes maneiras em que o silêncio se apresenta na sociedade. Como o silêncio não é nossa forma natural de ser, quando ele surge, pode se mostrar surpreendente ou, às vezes, até desconfortável. Refleti sobre o porquê de, em determinados momentos, sentirmo-nos inquietos com silêncios individuais e coletivos. Em certas ocasiões, a falta de respeito pelo valor do silêncio pode nos levar à tentação de forçar nossas ideias sobre os outros quando eles se aquietam; em outras, o silêncio faz com que nos sintamos vulneráveis e expostos.

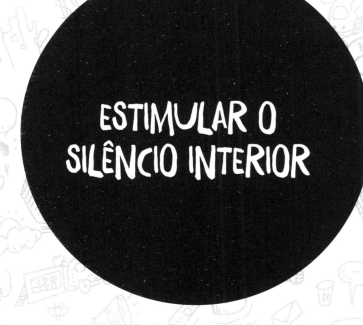

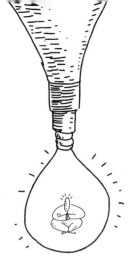

> Para além das ideias de fazer errado
> E fazer certo há um campo.
> Eu o encontrarei ali.
> Quando a alma se deita sobre essa relva
> O mundo torna-se cheio demais para se falar dele.
>
> **Rumi, poeta persa,
> século XIII d.C.**

Até agora, vimos maneiras com as quais podemos trazer mais silêncio para a vida, por meio dos lugares em que passamos o tempo e das atividades que escolhemos realizar. Exploramos como empregar o silêncio como uma ferramenta na comunicação com os outros e como ele pode ser interpretado quando nos é imposto em diferentes circunstâncias.

Agora, devemos explorar a ideia de cultivar o silêncio interno – que não dependa de condições externas, como o ambiente em que vivemos ou as companhias que nos cercam. Essa é, talvez, a mais importante "arte do silêncio".

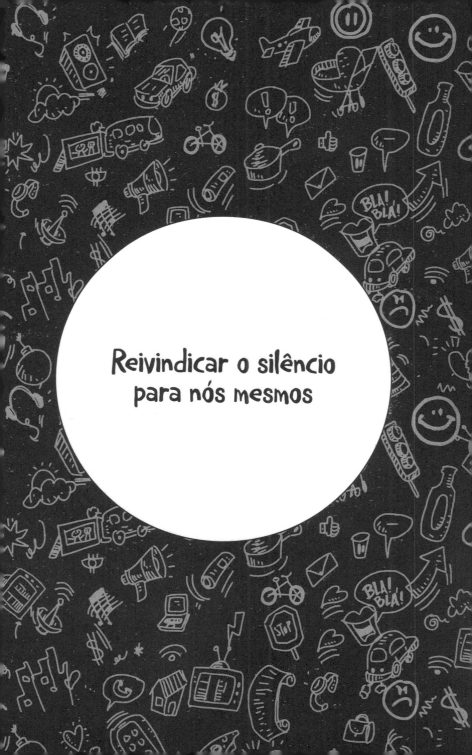
Reivindicar o silêncio para nós mesmos

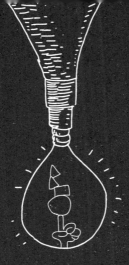

É realista e razoável reconhecer que o ambiente e os relacionamentos afetam nosso estado de espírito. Todavia, é possível aprendermos a ser mais pacíficos internamente, para que a felicidade não fique presa a essas condições externas. Podemos ter atitudes que ajudem a estruturar uma vida que conduza à paz e à tranquilidade – porém, não podemos fazer tudo. Até mesmo o mais bem-preparado entre nós depara, regularmente, com ocasiões em que ocorre o inesperado e as coisas não andam conforme o plano.

Não podemos nos recusar a participar de todas as atividades aglomeradas na agenda e não há como simplesmente entregar todos os nossos pertences a uma instituição de caridade. E, embora sejamos capazes de influenciá-la, certamente não há como controlar a maneira como outras pessoas falam conosco. Isso significa que também temos de aprender a navegar através de todas essas coisas para que elas não nos dominem. Para tanto, devemos aprender a cultivar nosso "espaço interior de silêncio", de onde podemos puxar forças sempre que o mundo ameace nos subjugar.

Criar uma sensação de equilíbrio interior e calma não é algo que se faça em um instante. Devemos adquirir tal habilidade com o tempo, por meio de uma prática constante. A ideia de que podemos aprender a ser mais calmos surpreende, já que muitas pessoas acreditam que estamos presos à personalidade que nos é distribuída ao nascer ou durante a primeira infância. A verdade é que a ciência tem repetidamente comprovado que nossas habilidades não são fixas e que é possível se empenhar para desenvolver a maneira como pensamos, sentimos e agimos.

Trabalhar a mente, porém, não é algo para que seja necessário reservar um horário particular do dia. Não é mais uma tarefa a ser ticada (ou adiada). Deixei esse assunto para o fim do livro, mas, na prática, podemos trabalhar a mente ao mesmo tempo que damos conta das comunicações, das atividades e do ambiente.

Há três principais abordagens capazes de ajudar a obter tal sensação de silêncio interno. Podemos:

- Aprender a desfrutar dos silêncios que já estão ao nosso alcance.

- Cultivar uma sensação de calma e equilíbrio internos, independentemente das circunstâncias.

Reivindicar o silêncio para nós mesmos

- Tomar medidas para aquietar a falação que ocorre em nossa mente.

Todas as três abordagens requerem o desenvolvimento de uma base de atenção plena. Isso é algo que todos experimentamos de tempos em tempos, embora talvez não utilizemos tal palavra para descrevê-la. Pode surgir naturalmente em certas circunstâncias – por exemplo, quando vemos um belo pôr do sol ou quando olhamos pela janela de manhã e vemos casas e ruas cobertas de neve. Esse tipo de conscientização não precisa ser uma experiência positiva que apenas ocorre de vez em quando. Podemos nos propor a praticar a atenção plena, para que estejamos presentes com mais frequência. Ao desenvolver essa habilidade, é possível aprender como utilizar a atenção plena para trazer mais silêncio à vida.

Utilizar a atenção plena para nos ajudar a desfrutar dos silêncios que já possuímos

Discuti anteriormente o quão comum é deixarmos que se escapem oportunidades de silêncio ao pegar o celular ou ligar o rádio (ver páginas 16; 39-42). No entanto, há momentos de calma em todos os lugares que procurarmos, desde que tenhamos tempo para notá-los. Se aprendermos a usufruir mais desses silêncios, talvez não seja

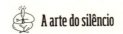

necessário fazer tantas mudanças no nosso ambiente e na agenda.

A primeira coisa que devemos fazer é notar. Isso pode não parecer uma tarefa muito importante, mas é um dos agentes de mudança mais poderosos que existem. Uma vez que atentemos ao que está acontecendo – nossas ações, experiências, pensamentos e sentimentos –, podemos tomar decisões cuidadosas e conscientes sobre como respondemos a eles. Isso pode ser praticado em todas as áreas da vida. Quando necessitarmos nos revigorar, devemos notar os silêncios que nos cercam. Podemos optar por celebrar essas pausas e matar nossa sede no poço do silêncio.

Se não notamos os silêncios, ou mesmo qualquer outro momento da vida, funcionamos em modo automático, sonâmbulos durante a própria existência. Quando não percebemos o que estamos fazendo, corremos o risco de reagir de maneira instintiva à vida, sem considerar se a reação é a mais sábia e útil em dado momento. Se vaguearmos à deriva pela vida sem nenhuma consciência, não conduzimos nosso navio – não somos de fato mestres da própria mente.

Esse "notar" é um momento de atenção plena – uma qualidade mental que nos permite estar atentos à experiência no momento presente. O budismo constrói muitas analogias utilizando a atenção plena. Ela é descrita como a qualidade com a qual o pastor cuida de seu rebanho, ou com a qual o guarda do portão da cidade observa quem circula por ali. É uma qualidade de atenção – mas não um foco

Reivindicar o silêncio para nós mesmos

fixo e concentrado que exclui todo o resto, que é algo diferente. A atenção plena é mais expansiva e receptiva. Quando utilizamos a atenção plena para notar nossos arredores, sentimentos ou os acontecimentos do momento, atentamos ao que está ocorrendo. Esses momentos de consciência nos fazem sentir mais vivos e conectados ao mundo à nossa volta. Se não estamos cientes do que está acontecendo, não podemos desfrutá-lo. Dessa forma, se não notarmos os períodos quietos da vida, não há como se beneficiar dos silêncios que eles criam.

A atenção plena nos ajuda a reconhecer as experiências do momento presente. Se não prestarmos atenção, momentos belos e pacíficos podem entrar e sair de nossa trajetória sem sequer notarmos. Pense na descrição das pessoas cruzando o brejo (ver página 49-50). Foi a atenção plena que me permitiu reconhecer a beleza marcante e atemporal dos transeuntes atravessando o brejo. Não há sentido em buscar o silêncio se somos incapazes de reconhecê-lo quando o temos.

Períodos mais silenciosos podem ser longos, mas também podem ser breves. Uma vez que tenhamos aprendido a trazer atenção plena ao momento presente, podemos começar a notar e apreciar os espaços entre palavras, pensamentos e até mesmo respirações.

A arte do silêncio

Como criar atenção plena

Antes de mais nada, devemos firmar um compromisso com a atenção plena. Isso significa que temos que desejá-la. Devemos reconhecer sua utilidade para nós e tentar cultivá-la mais. Por sorte, isso é parte de um círculo vicioso. Ao aceitarmos mais atenção plena, torna-se mais fácil reconhecê-la e a seus benefícios. Quando a utilizamos para nos ajudar a encontrar o silêncio, descobrimos que momentos de quietude surgem à nossa volta. Isso, por sua vez, ajuda a nos motivarmos a aumentar o nível de atenção plena com mais frequência.

Todos experimentamos a atenção plena em determinados momentos, quer façamos um esforço objetivo para tal, quer não. Portanto, o primeiro passo em direção a praticá-la intencionalmente é reconhecê-la e se familiarizar com tal qualidade. A sensação é a de estar de mente presente – de estar constantemente alerta.

Por outro lado, quando não estamos sendo conscientes, somos cegos ao presente momento e ao que está acontecendo. Em vez de atentarmos à quietude que conduz ao silêncio, estamos pensando em outra coisa. Comumente, estamos absorvidos em uma fantasia interna – possivelmente preocupados com algo no futuro ou talvez revisitando eventos do passado. Podemos ficar emaranhados em pensamentos e sentimentos e deixar de notar que isso está acontecendo. Isso nos leva a agir de modo

Reivindicar o silêncio para nós mesmos

imprudente – perder a calma e dificultar a promoção do espírito do silêncio.

Quando nosso objetivo é praticar a atenção plena, é importante notar os momentos em que a mente desliza em direção ao esquecimento. A coisa maravilhosa é que, ao notarmos que a mente está presa em algo do gênero, isso em si marca o retorno da atenção plena.

> Por hora ela não precisa pensar em ninguém. Ela poderia ser ela mesma, sozinha. E era isso que ela agora costumava sentir necessidade de fazer – pensar; bem, nem mesmo pensar. Estar em silêncio; estar sozinha. Todo o ser e fazer, expansivo, brilhante, vocal, evaporou; e se encolheu, com um sentimento de solenidade, a ser si mesmo, um âmago de escuridão em formato de cunha, algo invisível aos outros... e tendo esse eu se desprendido de suas relações, estava ela livre para as mais estranhas aventuras.

> Virginia Woolf,
> *Ao farol*, 1927

Utilizar a respiração como âncora na prática da atenção plena

A atenção plena pode, potencialmente, existir em qualquer ocasião – independentemente do que estivermos pensando ou fazendo. Entretanto, quando não utilizamos a mente para resolver algum problema passado ou futuro, o presente momento é o lugar ideal de descanso. Quando adentramos o agora em cheio, descobrimos, talvez de maneira surpreendente, que ele é mais silencioso do que imaginamos.

Em algumas ocasiões, é difícil localizar o momento presente – mas podemos recorrer à respiração como um guia para encontrá-lo. Ela é um marcador especialmente adequado, já que é constante e sempre única. Ela está sempre ocorrendo no aqui e agora. Dessa forma, toda vez que direcionamos a mente a ela, estamos ancorando-a na experiência do momento presente. A respiração também nos faz conscientes do corpo, o qual estamos aptos a esquecer ao nos perdermos em pensamentos. Além do mais, ela nos conecta enfaticamente ao mundo exterior – a troca de gases é fundamental para a vida –, e estamos intrinsecamente conectados ao mundo à nossa volta. Ela nos acompanha desde o dia em que nascemos e permanecerá conosco até a morte. Embora, de certo modo, a respiração seja algo extraordinariamente simples, de outro ela pode ser vista

Reivindicar o silêncio para nós mesmos

como repleta de nuances e sutilezas. Isso a torna um excelente objeto de atenção em todas as instâncias.

É possível se conscientizar intencionalmente da respiração o tempo todo, a qualquer momento. Inevitavelmente, porém, logo nos esquecemos do que estamos fazendo e os pensamentos divagam em outra direção, geralmente ao passado ou ao futuro, ou a algum outro cenário imaginado. Resgatar a atenção à respiração ajuda no retorno da atenção plena e faz com que as distrações mentais passem por nós. Quando decidimos recuperar a atenção para o momento presente repetidamente, podemos descrever tal atividade como "praticar a atenção plena". Logo, o processo se torna um hábito mental e a atenção plena surge mais facilmente e com maior frequência. A mente, agora sensível à qualidade de cada momento, será mais capaz de apreciar os silêncios que aparecem.

Apesar de nossas melhores intenções, porém, às vezes é difícil se lembrar de ser consciente, e podemos nos esquecer do processo por longos períodos. Separar momentos específicos para tal prática pode ajudar. Uma das melhores maneiras de fazer isso é sentar-se em silêncio por alguns minutos todos os dias, simplesmente com a intenção de prestar atenção à respiração, por exemplo. Esse tipo de prática sentada é o que querem dizer com o termo "meditação". Podemos meditar a qualquer momento do dia, pelo tempo que julgarmos conveniente, quaisquer que sejam as condições. Entretanto, sentar-se em silêncio,

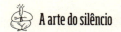 A arte do silêncio

em uma meditação formal, e estabelecer um período formal para o silêncio a cada dia, livre de distrações, ajuda a nos manter focados e compromissados com a prática.

Se você tornar a meditação regular um hábito – quem sabe alguns minutos a cada dia –, ela se assemelha um pouco com exercitar um músculo. Tornamo-nos mais e mais familiarizados com a atenção plena – conhecemos sua sensação e sabemos dizer quando a temos. Isso facilita muito obtê-la a qualquer momento do dia, não importa o quão barulhento seja o ambiente, e mesmo quando as circunstâncias forem complicadas.

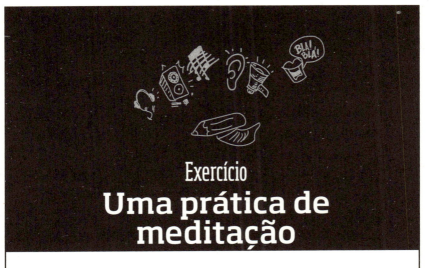

Exercício
Uma prática de meditação

Separe um tempo durante o qual não seja perturbado. Ache um lugar silencioso. Sente-se em uma cadeira ou sobre uma almofada no chão. Certifique-se de que as costas estão eretas (mas não rígidas). Erguer as nádegas em uma almofada firme, para inclinar a pélvis à frente, pode ajudar. Sentar-se ereto também colabora muito com a concentração mental, e a posição serve como um lembrete para se manter focado na missão.

Feche os olhos e tire um momento para deixar que a mente percorra o corpo do topo da cabeça aos pés. Delicadamente, note cada área do corpo e permita que os músculos relaxem e entrem na posição.

Torne-se consciente da respiração. Gentilmente, permita que ela se prolongue até que encha todo o peito na inspiração e se esvazie completamente na expiração. Siga o ar enquanto ele penetra e se esvai do corpo. Perceba como o peito expande e contrai. Mantendo a mesma respiração longa e relaxada, deixe que a atenção descanse no lugar onde o ar primeiro toca o corpo – a pele das narinas ou, talvez, o lábio superior. Note como o ar é mais frio na inspiração e mais quente na expiração.

Com leveza, mantenha a atenção nesse lugar. Sempre que perceber que sua mente está divagando, delicadamente, mas de maneira firme, traga a atenção de volta ao ar que está passando pelas narinas. Continue assim por vários minutos – idealmente, por um período predeterminado.

Em seguida, permita que a atenção acompanhe novamente o ar entrando e saindo do peito. Lentamente, deixe que a respiração retorne ao ritmo habitual. Quando estiver pronto, termine a prática.

Reivindicar o silêncio para nós mesmos

Uma vez que tenhamos nos habituado à tarefa de atentar à respiração, isso torna-se algo que podemos fazer, literalmente, a qualquer hora do dia. Talvez não seja possível encontrar momentos de silêncio a cada minuto, mas seremos capazes de encontrar algo de sua essência onde quer que procuremos. O silêncio refere-se a cultivar um espírito de receptividade, uma vigilância, uma abertura e a habilidade de escutar. É impossível fazer essas coisas sem atenção plena. Além do mais, essas qualidades são úteis independentemente do nível de barulho do ambiente. Na verdade, talvez você descubra que vale a pena tentar invocar a atenção plena o tempo *todo* – ou pelo menos sempre que se lembrar. Manter uma consciência sutil da respiração não interfere nos afazeres e, na verdade, torna-nos muito mais competentes e eficientes. Quando trazemos a atenção plena para cada momento, estamos verdadeiramente presentes, no comando da vida.

Criar as condições propícias para facilitar a atenção plena

Anteriormente (ver página 43-59), falei sobre como podemos trabalhar a mente ao mesmo tempo em que fazemos outros ajustes ao cotidiano – por exemplo, às atividades e à maneira como nos relacionamos com os outros. Alguns lugares e tarefas são mais adequados à atenção plena que

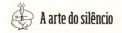

outros. Não há vergonha em recorrer ao tipo de ambiente mais propício. Você não precisa se propor o desafio deliberado de praticar a atenção plena nas condições mais desafiadoras. Por exemplo, ambientes naturais são claramente muito facilitadores da atenção plena e da sensação de paz. Não há egos na natureza – as folhas não reclamam quando chega sua vez de cair das árvores, no outono, e os pássaros não têm uma pauta ao cantarem o amanhecer em coro. Contudo, se disséssemos que estar em um ambiente natural é essencial à atenção plena, isso poderia nos levar a criar desculpas (é o mesmo que pensar que a natureza apenas está acessível em destinos remotos).

O fato é que a atenção plena, responsável por nos conduzir à apreciação do silêncio, pode ser praticada em qualquer lugar e a qualquer hora. Conforme dito anteriormente, muitas jornadas espirituais foram feitas dentro de cavernas desoladas – que, apesar de serem naturais, não são exatamente abundantes em flora e fauna. A meditação formal é muitas vezes realizada com os olhos fechados. Se não é possível nem ver o ambiente, claramente ele não é uma parte fundamental do processo.

Por que, então, preocupamo-nos em sair para caminhar ou contemplar uma flor no jardim quando poderíamos, com o mesmo efeito, sentar dentro de um apartamento com as cortinas fechadas? A verdade é que não precisamos estabelecer nenhuma precondição específica para encontrar o silêncio – natural ou não. Porém, também é verdade que

Reivindicar o silêncio para nós mesmos

nós, humanos, consideramos algumas rotas mais fáceis que outras. A maioria considera uma caminhada agradável uma maneira mais fácil de atingir um estado de espírito pacífico do que ficar sentado entre quatro paredes. Buscar experiências saudáveis é um modo de reconhecer isso. É importante, porém, não ficar preso às especificidades, pois, se por algum motivo não podemos desfrutar da vida exatamente como gostaríamos – por exemplo, se a saúde ou a mobilidade nos restringem, ou se vivemos na parte perigosa da cidade –, isso pode nos tornar derrotistas e nos fazer desistir de tentar.

 ## Momentos expansivos

Podemos utilizar a atenção plena dessa forma para expandir cada um dos momentos. Ela é capaz de nos ajudar a encontrar o silêncio que está disponível a nós agora mesmo. Em vez de buscar o silêncio como se ele fosse uma noção fixa – seja relacionada ao nível de barulho ou à duração de um silêncio –, podemos tentar procurar por *qualquer* tipo de silêncio. Gosto de pensar na atenção plena como uma maneira de penetrar nas profundezas de cada momento – um pouco como segurar a respiração para, em seguida, mergulhar na água em busca de uma pérola. Se não estivermos abertos à possibilidade de achar a pérola, nunca a encontraremos.

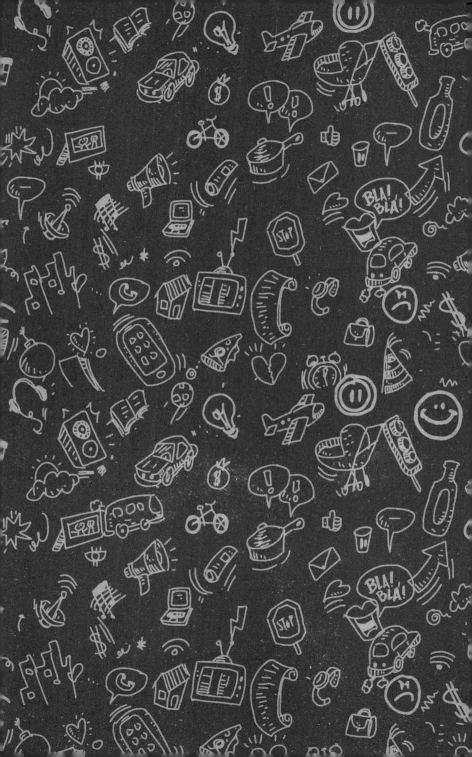

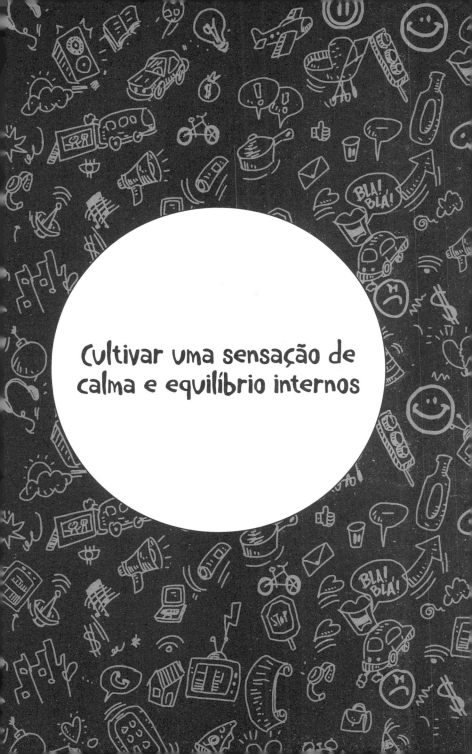

Cultivar uma sensação de calma e equilíbrio internos

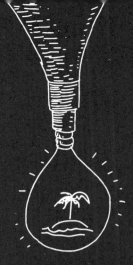

Até agora, esta parte do livro focou o estímulo da atenção plena como um meio para se obter mais de cada instante. Ela pode nos ajudar a reconhecer e apreciar momentos de silêncio, em vez de continuarmos saltando desatentamente de um momento para o outro.

Essa prática também pode nos ajudar a interceptar julgamentos e rótulos; o que, por sua vez, nos leva a ser mais equilibrados e diminui a probabilidade de nos irritarmos com situações que estão além do nosso controle. Esse alicerce de calma envolve reter um pouco da essência do silêncio independentemente das circunstâncias.

Como categorizamos o barulho

A maioria das pessoas, seja consciente ou inconscientemente, divide os barulhos em duas categorias: *bons*

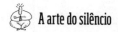 A arte do silêncio

e *ruins*. Barulhos "bons" são aqueles que não nos importamos em escutar – os que estamos dispostos a aceitar quando buscamos silêncio. Barulhos "ruins" são o oposto. Eles reduzem a paz e a tranquilidade e nos deixam irritadiços. A maneira específica como classificamos cada barulho em uma dessas duas categorias é, claramente, particular a cada pessoa, pois cada um de nós faz associações diferentes para cada barulho. Como regra geral, porém, as pessoas tendem a pensar nos barulhos naturais como sendo do tipo bom e os produzidos pelo homem como sendo do tipo ruim, embora haja algumas exceções. Exemplos de barulhos bons podem incluir o som do vento nas árvores, o tamborilar da chuva no telhado, o canto dos pássaros e o balir das ovelhas. Alguns barulhos que podem estar inclusos nos ruins são os de trânsito, o zumbido de uma mosca na janela, o planar de um helicóptero, o alarme de um carro, britadeira e batidas eletrônicas.

Se um barulho é dolorosamente alto ou agudo, é fácil entender por que ele deve constar na lista ruim; porém, alguns dos sons que consideramos indesejáveis não são, na verdade, muito diferentes dos sons bons. Considere o som do mar, por exemplo. A maioria das pessoas o considera bem agradável. A depender da distância e da força do vento, o barulho do mar pode ser similar ao de uma rodovia – contudo, rodovias estão na lista ruim da maioria das pessoas, uma tendência que se reflete claramente no preço dos imóveis.

Cultivar uma sensação de calma e equilíbrio internos

Se aplicarmos a atenção plena à percepção do escutar, temos a chance de interceptar esse processo e perceber um som sem passar diretamente ao ato de rotulá-lo e categorizá-lo. Se começarmos a reagir ao som, podemos notar isso e simplesmente retornar ao próprio som. Isso significa que podemos simplesmente escutar o barulho. Afinal, barulhos são apenas vibrações. Eles não são bons ou ruins.

Esse ato simples de perceber e abster-se de julgar pode ter um enorme impacto na maneira como entendemos o barulho. Se nos abstivéssemos de rotular barulhos como ruins, descobriríamos que o silêncio chega a nós com muita mais facilidade, pois não estaríamos mais distraídos com sentimentos negativos aplicados a sons específicos. Quando eu era mais nova, algumas vezes enfrentava dificuldades para dormir à noite. Isso ocorria principalmente quando estava em um lugar estranho, como um hotel, ou se meus vizinhos estivessem dando uma festa. Quando aprendi a parar de julgar os barulhos, a mudança pareceu quase que miraculosa. Eu ainda ouvia o som, mas ele já não me incomodava. Uma vez que não me preocupava mais com o barulho, parava de me concentrar nele; portanto, ele não me mantinha acordada mais.

Prender-se a um ideal de silêncio perfeito resulta, inevitavelmente, em desapontamento e frustração, já que é impossível atingi-lo. Abrir mão desse ideal de silêncio e da categorização dos sons em barulhos bons e ruins permite que nos conectemos a uma paz muito mais profunda.

Exercício
Explorar o barulho

Vá a um lugar em que você possa ouvir uma gama de sons diferentes, porém onde também possa se sentar sem ser interrompido por um tempo. Escute por alguns momentos e tente detectar a origem de cada som. Escolha um que você geralmente consideraria agradável. Concentre-se nesse barulho. Escute seu alcance e sua intensidade. Escute como ele vem e vai, caso ele o faça. Explore o barulho. Se for proveitoso, pense em como você faria um desenho abstrato desse som.

Agora escolha outro barulho. Ache um que você geralmente categorizaria como desagradável ou irritante. Passe um tempo explorando-o, sem julgá-lo. Como ele vem e vai? Ele interage com os outros sons? Quais formas e cores você utilizaria para representá-lo? Como é a alternância de tom? Fique com o barulho e permita que ele seja como é.

Cultivar uma sensação de calma e equilíbrio internos

Não são apenas os barulhos que nós tendemos a classificar em bons ou ruins – a verdade é que categorizamos a maioria das experiências dessa forma. Aprender a invocar a atenção plena não julgadora em nossas experiências pode nos ajudar a manter uma sensação de calma interior durante os desafios da vida.

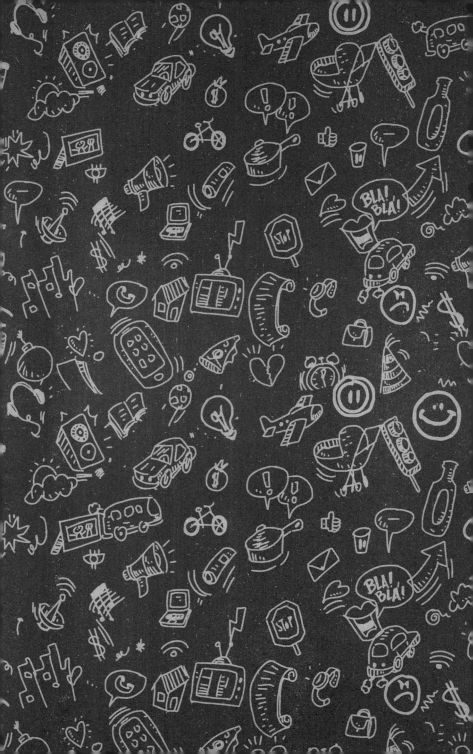

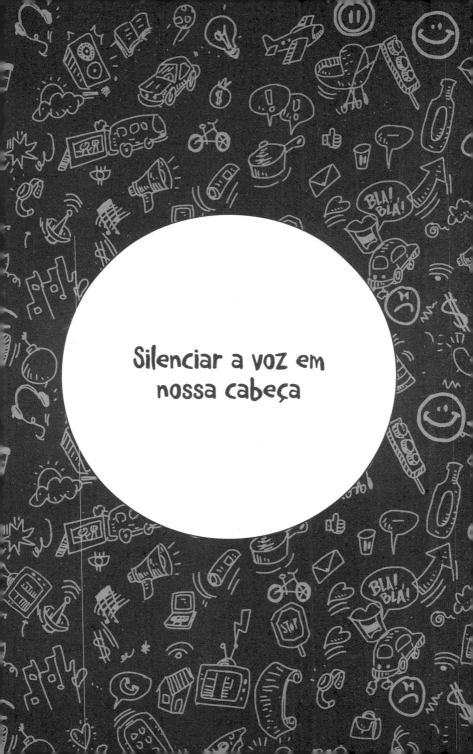

Silenciar a voz em nossa cabeça

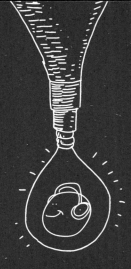

Até mesmo no cômodo mais silencioso durante a calada da noite, estamos cercados de sons. A parte interessante é que não escutamos grande parte deles. Quando realizei o exercício de reparar nos sons ao alcance da minha audição (ver página 170), levei diversos minutos escutando antes de conseguir detectar os barulhos de fundo mais familiares e repetitivos (como minha respiração, o vento soprando nas folhas e o zunido baixo dos utensílios domésticos). Isso é um fenômeno bem comum: o cérebro evoluiu de maneira a focar em sons especiais ou incomuns – aqueles que podem indicar perigo – e deixar outros, mais comuns, escaparem à atenção. Isso ajuda a nos concentrarmos na tarefa do momento. Se fôssemos avaliar cada um dos sons, atribuindo-lhes o mesmo peso, é capaz que saltássemos da cadeira toda vez que um carro passasse perto de nós.

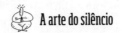 A arte do silêncio

Aparentemente, somos seletivos com o que escutamos. Quanto mais compenetrados em um mesmo assunto, mais os outros pensamentos se aquietam e reduzem. Também reconhecemos menos os sons e outros estímulos, até chegarmos ao ponto de não os ouvirmos mais. Claramente, os tímpanos ainda estão vibrando do mesmo modo; porém, o cérebro não parece interpretar mais tais vibrações como sons. Isso sugere uma ideia interessante: talvez seja possível "desligar" todos os sons que estão ao nosso redor e escutar apenas o silêncio.

> É fácil, no mundo, viver de acordo com a opinião do mundo; é fácil, em solidão, viver de acordo com a nossa própria; mas o grande homem é aquele que em meio à multidão mantém com perfeita doçura a independência da solidão.
>
> Ralph Waldo Emerson,
> *Self-reliance*, 1841

Há um obstáculo a esse plano de reduzir o volume dos sons externos: existe outro barulho que precisamos combater. Talvez o falatório mais incessante de todos venha da voz em sua cabeça. Mesmo após conseguirmos fugir dos aparelhos digitais, essa voz interna mantém um monólogo constante, debatendo os acontecimentos do presente, revisando o passado e planejando o futuro. Algumas vezes, a voz toma parte em conversas imaginadas.

Silenciar a voz em nossa cabeça

Em outras, ela oferece uma descrição do que está acontecendo. O comentário pode ser bondoso, mas também pode ser duro e crítico.

Temos a tendência a nos identificar de maneira muito forte com essa voz, em especial quando ela soa exatamente como nossa voz falada. Para alguns, a ideia de ter uma voz interna pode ser uma surpresa – até alguns anos atrás, eu a desconhecia. Achava que a voz era simplesmente, bem... eu. Também pensava que tudo que a voz dizia era correto (embora não pensasse muito nisso e apenas deixasse que ela tomasse as decisões). Por estar tão acostumada a ela, não me parecia estranho que a voz pudesse mudar de opinião sem motivo algum ou reagir de maneira inconsistente aos acontecimentos.

Nossa relação com essa voz interna é extremamente importante na busca pelo silêncio. A maneira como a controlamos, ou somos controlados por ela, afeta a habilidade de viver pacificamente com nós mesmos e harmonicamente com os outros.

Praticando a meditação regularmente, é possível começar a domar essa voz interna rebelde. No exemplo de meditação da página 159, utilizamos a respiração como o objeto da meditação. A mente sempre toma algo como seu objeto, e, nesse exemplo, a direcionamos de maneira contínua de volta à respiração, que serviria como âncora para a mente. Ao fazermos isso de modo consecutivo, a mente, no fim das contas, começa a se acalmar e os pensamentos fluem

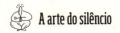
A arte do silêncio

com menos frequência. Ser capaz de manter a atenção no lugar onde a respiração toca o corpo requer concentração, e essa é uma das principais habilidades praticadas na meditação. Em vez de vagar por todos os lugares, a mente pode aprender a se tornar mais interessada nas nuances sutis da respiração. Esse estado de concentração e calma pode ser surpreendentemente agradável. É impressionante quanto podemos imergir nesse silêncio de maneira intensa e quão aprazível pode ser acompanhar a respiração.

Pensamentos que distraem ainda são capazes de lhe separar da respiração em alguns momentos; mas, com mais prática, isso pode ocorrer com menos frequência, e os pensamentos possivelmente se tornarão menos apressados e agitados. Os intervalos entre os pensamentos podem se expandir. Em determinados momentos, pode ser que você note que a voz está calada. Meditadores de nível avançado declaram que, em estados de meditação profunda, o corpo e a mente tornam-se tão completamente estáticos que até mesmo a respiração pode ser suspensa.

Desenvolver a atenção plena ao lado da concentração e da calma pode nos ajudar a discernir e a ter pertinência na maneira como direcionamos a mente. Conforme sugerido na página 170, com a prática, pode ser possível decidir focar diferentes sons que estão a certo alcance de acordo com nossa vontade – ou, mesmo, não prestar atenção a som algum. Essa habilidade oferece um vasto potencial para quem busca o silêncio. Se for possível "reduzir gradualmente" os

Silenciar a voz em nossa cabeça

sons conforme queira, o silêncio pode estar às ordens sempre que convocado.

Se, quando sentirmos o familiar desconforto inicial do tédio, em vez de recorrer ao celular (ou a comer, comprar ou navegar na internet), formos atrás da nossa respiração, podemos começar a penetrar em cada momento de modo mais pleno. Dessa forma, é possível encontrar um silêncio todo nosso – que está sempre à mão. Se abraçarmos esses momentos e sentarmos tranquilamente na companhia dele, começaremos a contatar um pouco da nossa própria natureza verdadeira. É apenas quando nos livramos das distrações que o vazio pode surgir – e é nele que encontraremos um significado mais profundo.

> A melhor coisa do mundo é saber como pertencer a si mesmo.
>
> **Michel de Montaigne,**
> *Ensaios*, 1580-95

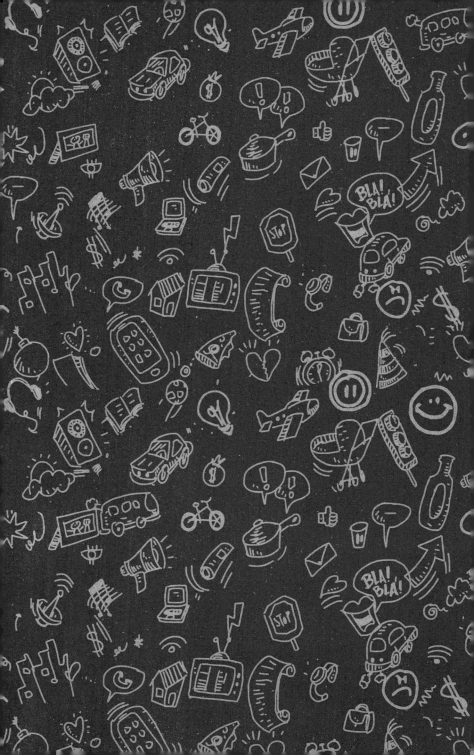

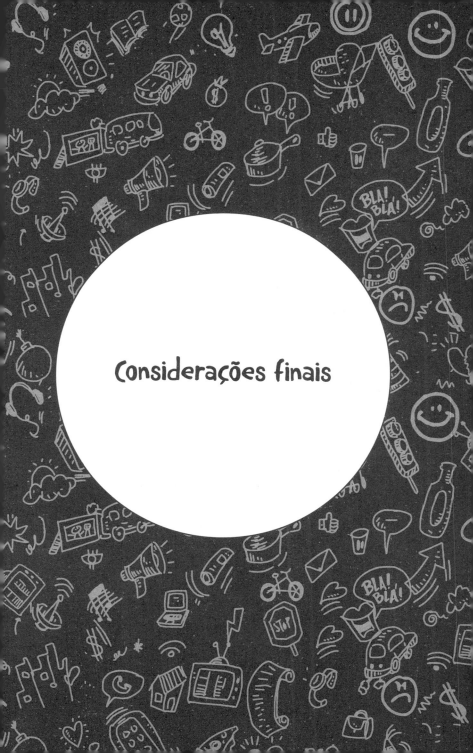

Considerações finais

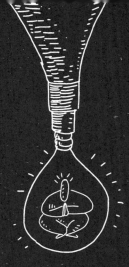

Este livro investigou o que é o silêncio, o que ele significa para nós e o que podemos fazer para encontrá-lo.

Como uma ideia, o silêncio é atrativo: sem nem pensar muito sobre seu significado, sabemos que precisamos dele. Já percebemos que estamos presos em um ciclo sem fim de comunicação, estímulo e consumo. Intuitivamente, sabemos que *mais* do mesmo não resolverá as dificuldades. Necessitamos de algo radical: o que precisamos é de *menos*. Talvez, nem precisemos de *nada*.

Todavia, procurar pelo *nada* requer uma mudança drástica nos modos habituais de pensar e de ser. Por mais que gostaríamos, não é possível comprá-lo na internet ou se inscrever em um curso. Criar espaço para o *nada* requer uma alteração radical de toda nossa visão de mundo.

Podemos começar com pequenos passos, e o processo de incorporar o silêncio à rotina diária pode ser gradual.

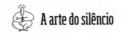

A arte do silêncio

Vimos como ele pode ser encontrado nas variadas atividades das quais participamos; levamos em consideração que, talvez, estejamos inadvertidamente empurrando o silêncio para fora em decorrência de agendas superlotadas; e refletimos sobre como podemos ajustar tais questões. Deliberamos sobre a paz da natureza e a solidão de certos espaços e discutimos como o silêncio pode ser utilizado na comunicação efetiva e como sua presença também pode ser uma fonte de inquietação.

Talvez, a questão central do livro seja: *quão longe precisamos ir para encontrar paz e tranquilidade?* A parte final explorou os conceitos de sensação de tranquilidade e silêncio internos e incluiu sugestões de como podemos cultivá-los ao aprimorar a atenção plena e, enfim, aquietar a mente. Por fim, vimos que o silêncio está bem aqui, ao nosso alcance; basta esticarmos as mãos para pegá-lo. Ele não é um lugar aonde devemos ir ou um tempo que nunca chega. É uma intenção que podemos ter a qualquer momento.

Por ele ser tão diferente de todo o resto, incorporá-lo à vida pode resultar em mudança profunda. O silêncio representa a ausência. Parte do motivo de ele tanto nos atormentar é sua aparente rejeição de tudo que nosso mundo consumista moderno representa. O silêncio refere-se a contenção. Abstenção. Dizer não. Esperar, observar e escutar. Essas são ideias ousadas no mundo moderno, que costuma celebrar o fazer e escolher, a conveniência e o imediatismo.

Considerações finais

Aceitar o silêncio envolve livrar-se das distrações e evitar os estímulos. Não resta nada para usarmos de esconderijo ou no que imergirmos. Quando o fazemos, o que sobra somos nós mesmos. Nem sempre ficamos confortáveis com isso. Muitas pessoas consideram o silêncio intimidador e sentem-se compelidas a preenchê-lo – seja sozinhas, seja com outra pessoa ou em um estádio lotado.

Há algo curioso a dizer sobre essa inquietação. É como se resistíssemos a saber quem realmente somos. Talvez tenhamos medo do que podemos descobrir. Muitos sentem medo de se entediar – imaginamos que o tédio será intolerável e, sem nem refletir sobre ele, podemos ir a extremos para preencher qualquer momentinho que ameace nos manter desocupados.

Praticar o silêncio é uma maneira de aprender a estar mais confortável consigo mesmo. Quanto mais soubermos e entendermos sobre nós mesmos, mais capazes seremos de trabalhar conosco e conduzir a vida de maneira produtiva e positiva. Se não estivermos sempre correndo, ávidos para preencher os momentos vazios, poderemos tomar decisões, agir e até mesmo pensar de maneira mais ponderada.

O silêncio nos oferece uma oportunidade sem igual: ele provê espaço para estarmos dentro do momento, para nos conectarmos com o mundo em que vivemos e permitirmos que a essência da nossa natureza venha à superfície.

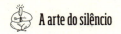 A arte do silêncio

Agora, pararei de discorrer sobre o silêncio. Não importa o quão inteligentes ou ponderadas eu deseje que sejam as palavras, elas nunca poderão representar completamente o silêncio. Ele é algo que precisamos experimentar por nós mesmos. No fim das contas, devemos abrir mão das explicações e das instruções e, como o pescador de pérolas mergulhando na água, confiar na ausência de palavras e mergulhar rumo às profundezas.

Este livro foi impresso pela Farbe Druck
em papel norbrite 66,6g em março de 2019.